Isabelle Adenot

Le Dossier Médical Personnel (DMP) et le Dossier Pharmaceutique (DP)

Isabelle Adenot

Le Dossier Médical Personnel (DMP) et le Dossier Pharmaceutique (DP)

Des Pharmaciens d'officine

Presses Académiques Francophones

Impressum / Mentions légales
Bibliografische Information der Deutschen Nationalbibliothek: Die Deutsche Nationalbibliothek verzeichnet diese Publikation in der Deutschen Nationalbibliografie; detaillierte bibliografische Daten sind im Internet über http://dnb.d-nb.de abrufbar.
Alle in diesem Buch genannten Marken und Produktnamen unterliegen warenzeichen-, marken- oder patentrechtlichem Schutz bzw. sind Warenzeichen oder eingetragene Warenzeichen der jeweiligen Inhaber. Die Wiedergabe von Marken, Produktnamen, Gebrauchsnamen, Handelsnamen, Warenbezeichnungen u.s.w. in diesem Werk berechtigt auch ohne besondere Kennzeichnung nicht zu der Annahme, dass solche Namen im Sinne der Warenzeichen- und Markenschutzgesetzgebung als frei zu betrachten wären und daher von jedermann benutzt werden dürften.

Information bibliographique publiée par la Deutsche Nationalbibliothek: La Deutsche Nationalbibliothek inscrit cette publication à la Deutsche Nationalbibliografie; des données bibliographiques détaillées sont disponibles sur internet à l'adresse http://dnb.d-nb.de.
Toutes marques et noms de produits mentionnés dans ce livre demeurent sous la protection des marques, des marques déposées et des brevets, et sont des marques ou des marques déposées de leurs détenteurs respectifs. L'utilisation des marques, noms de produits, noms communs, noms commerciaux, descriptions de produits, etc, même sans qu'ils soient mentionnés de façon particulière dans ce livre ne signifie en aucune façon que ces noms peuvent être utilisés sans restriction à l'égard de la législation pour la protection des marques et des marques déposées et pourraient donc être utilisés par quiconque.

Coverbild / Photo de couverture: www.ingimage.com

Verlag / Editeur:
Presses Académiques Francophones
ist ein Imprint der / est une marque déposée de
AV Akademikerverlag GmbH & Co. KG
Heinrich-Böcking-Str. 6-8, 66121 Saarbrücken, Deutschland / Allemagne
Email: info@presses-academiques.com

Herstellung: siehe letzte Seite /
Impression: voir la dernière page
ISBN: 978-3-8381-7329-0

UNIVERSITÉ DE BOURGOGNE

FACULTÉ DE PHARMACIE

LE DOSSIER MEDICAL PERSONNEL (DMP)

ET

LE DOSSIER PHARMACEUTIQUE (DP)

DES PHARMACIENS D'OFFICINE

Thèse présentée à la Faculté de Pharmacie de Dijon pour l'obtention du Diplôme d'État de Docteur en Pharmacie et soutenue publiquement le 30 novembre 2005 par Isabelle ADENOT

JURY :   Mme le Doyen Sylvette HUICHARD, Président

M. le Professeur Jean-Paul BELON

Dr. Jean BROUCHET

M. Didier EUZEN

Dr. Jean PARROT

La Faculté de Pharmacie de Dijon déclare que les opinions émises dans les thèses qui lui sont présentées doivent être considérées comme propres à leurs auteurs, et qu'elle entend ne leur donner ni approbation, ni improbation.

TABLE DES MATIERES

LE DOSSIER MEDICAL PERSONNEL (DMP)

ET

LE DOSSIER PHARMACEUTIQUE (DP)

DES PHARMACIENS D'OFFICINE

Si la loi du 4 mars 2002 pose le principe du libre accès des patients à leur dossier médical et autorise le stockage des données auprès d'hébergeurs, c'est la loi du 13 août 2004 relative à l'assurance maladie qui donne naissance au **Dossier Médical Personnel** [DMP] en faveur de tous les Français, en 2007.

Ainsi voit le jour l'une des grandes mesures de la réforme de l'Assurance maladie qui doit organiser une coordination des soins effective, pour dépenser mieux et permettre d'assurer l'avenir de l'assurance maladie au bénéfice de tous les Français.

La genèse est ancienne, mais le chemin parcouru a été difficile et sinueux : du premier carnet médical en passant par le carnet de santé, au dossier médical P.

P pour Professionnel, P pour Partagé ? Non, P pour Personnel. Question de sémantique ? Non, il s'agit bien d'une volonté politique, le dossier appartient au patient. Quels en sont les objectifs ?

L'actuel ministre de la santé, Monsieur Xavier Bertrand, alors secrétaire d'état répond en 2004 aux questions d'internautes[1] : « *Nous visons **deux objectifs principaux.** **Eviter la iatrogénie,** c'est-à-dire les interactions médicamenteuses, les médicaments qui ne fonctionnent pas bien entre eux et causent de réels problèmes... Nous voulons que le médecin sache exactement ce que le patient prend, ce qui a été prescrit par d'autres médecins... L'autre objectif : **éviter les examens inutiles.** Il ajoute : **Le patron du dossier médical, ce sera le patient** ».

Les objectifs sont connus pour autant le projet est complexe à mettre en œuvre par ses dimensions juridique, humaine et organisationnelle. La nouvelle juxtaposition des mots "dossier médical" et "personnel" fait surgir de nombreuses interrogations : les enjeux et les risques de transmission de données, le respect du secret médical et la confidentialité, les demandes de droit au "masquage" ou à l'oubli, mais aussi le niveau de remboursement subordonné à l'autorisation d'accès etc...

En 2007, ce sont près de 60 millions de dossiers faisant intervenir environ 300 000 professionnels de santé, qui doivent être créés pour une dépense annuelle évaluée à plus de 600 millions d'euros.

Au 15 août 2005, certains professionnels restent et demeurent pessimistes, doutant de la faisabilité de ce dossier pour 2007. Cette mise en place rapide leur parait trop ambitieuse. Aux questions d'interopérabilité des systèmes informatiques, s'ajoutent celle de la refonte des écrits dans une perspective de communication, le temps employé à la tenue du DMP ou encore l'insuffisance de moyens consacrés. D'autres préfèrent s'attacher aux opportunités d'un tel dossier, sans pour autant en nier les difficultés.

Le déploiement doit-il se faire progressivement ? Faut-il commencer par des expérimentations ou recourir à la généralisation immédiate ?

Dès la discussion de la loi, la question de l'accès au DMP des différents professionnels de santé s'est également posée. Le débat s'est soldé par une conception de l'accès du plus grand nombre de catégories de soignants, mais aux seules informations utiles de l'acte professionnel.

En ce qui concerne le pharmacien, aura t-il accès au DMP ? Et de quel accès s'agira-t-il ? Sera-t-il un partenaire passif ou au contraire actif du DMP ? Comment nos confrères européens ont-ils géré cet accès aux dossiers médicaux ? Quels sont les atouts des pharmaciens français? Est-ce une opportunité pour une profession en pleine évolution, avec de nombreux développements, actuels ou à venir, de l'acte pharmaceutique :

- L'éducation thérapeutique des patients aux traitements de plus en plus complexes, comme ceux issus de la "réserve hospitalière",

- La participation aux actions de prévention en santé publique, avec proposition de dépistages et de suivi diététique de certains patients,

- Le développement inéluctable des services à domicile (par la croissance de la population très âgée maintenue à domicile), et participation à des "réseaux de santé",

- Le suivi de la thérapeutique des patients chroniques, lutte contre la iatrogénie,

- La conduite d'études sur l'usage et les effets de certains médicaments après leur mise sur le marché, traçabilité des médicaments jusqu'au patient et lutte contre la contrefaçon.

Xavier Bertrand[2] ajoutait: « *Si on veut lutter contre la iatrogénie, les problèmes de santé liés aux médicaments, je ne vois pas comment on pourrait exclure les pharmaciens. La question que nous leur posons, c'est : vouloir renseigner le dossier médical, très bien, mais de quelle façon ?* »

A cette question, la profession apporte une réponse ambitieuse : **le dossier pharmaceutique** [DP], « onglet » thérapeutique du DMP et véritable outil professionnel de sécurisation de la dispensation.

L'ambition d'un tel dossier est bien de devenir l'outil privilégié de lutte contre la iatrogénie – de recueil de la traçabilité des médicaments – et de la coordination des traitements médicamenteux au bénéfice du patient.

Celui qui n'a pas d'objectifs ne peut les atteindre... (dixit Sun Tzu). C'est pourquoi les pharmaciens d'officine affichent clairement les leurs. Ils voient, dans le projet de DMP, l'opportunité de confirmer leur compétence de professionnel de santé incontournable par sa proximité avec le patient, au point de rencontre de la science, de la maladie et de l'homme.

Une fois l'objectif thérapeutique défini entre le médecin et le patient, le pharmacien s'attache à collaborer à l'atteinte de cet objectif ; ce qui faisait d'ailleurs dire à Jules Romains : « *le médecin qui ne peut s'appuyer sur un pharmacien de premier ordre est un général qui va à la bataille sans artillerie* ».

Le pharmacien est LE spécialiste du médicament.

Il lui appartient de s'impliquer résolument

dans le dossier pharmaceutique

Isabelle ADENOT

- 15 août 2005 -

« Une idée sans exécution est un songe »

Saint Simon

I. Du carnet de croissance au carnet de santé

1. Le premier dossier médical

Il n'est pas rare d'entendre que, jusqu'au siècle des lumières, l'enfant et surtout le petit enfant n'avait guère d'importance dans la famille et qu'il pouvait lui arriver le pire sans que cela émeuve celle-ci outre mesure. Même s'il ne faut pas négliger l'apport des philosophes du XVIIIème siècle qui portent le développement de la réflexion sur l'enfance, force est de constater que son impact sur la vie de l'enfant reste marginal, si ce n'est inexistant.

Au XIXème siècle, époque de développement industriel et économique, malgré de timides essais de médecins humanistes pour dénoncer le taux élevé de mortalité infantile, les politiques ne sont pas encore prêts à trop considérer le problème social.

Ce sont les guerres (1870 à 1945) et le déclin démographique qu'elles provoquèrent qui obligèrent les pouvoirs publics à reconsidérer le regard qu'ils portent sur la population, son vieillissement lié à une dénatalité et à une perte des éléments jeunes. De grands enjeux se dessinent : augmenter la natalité et éviter les morts d'enfants en bas âge.

a) Consultations pour nourrissons :

Pierre Budin[3] (1846-1907), médecin accoucheur à l'hôpital de la Charité-Paris-, s'attache à lutter avec ténacité dans les années 1870- 1880 contre la fièvre puerpérale, véritable fléau dans les maternités. Cette victoire sur la mort des mères en couche (9,6% en milieu hospitalier, en 1861), lui permet alors de réorienter son activité vers la réanimation des nouveau-nés et le suivi médical des bébés.

Pourtant les enfants continuent à mourir en grand nombre au retour à domicile, faute de soins adéquats et de lait de qualité pour ceux dont les mères travaillent. Fort de ces observations, il propose de revoir une fois par semaine les enfants des femmes qu'il a accouchées.

La première consultation pour nourrissons voit ainsi le jour en 1892. Son but est de suivre la croissance de l'enfant, conseiller les mères en les encourageant à allaiter et donner du lait stérile à celles qui ne le peuvent.

Cette première expérience est suivie par celle du Dr Gaston Variot à Belleville. Médecin hospitalier à l'Hospice des Enfants assistés, il fonde avec Paul Strauss et Pierre Budin la "Ligue contre la mortalité infantile". La Ville de Paris propose des consultations pour nourrissons dans ses Maisons de Secours. Très rapidement le docteur Variot fonde son hôpital-dispensaire à Belleville, qui deviendra, en 1894, sous l'influence du Dr Dufour, la "Goutte de lait".

    b)   Carnet de croissance :

En 1935, le décret du 30 octobre[4] modifie la loi du 25 décembre 1874 et apporte de grandes modifications :

- il porte à 3 ans l'âge limite de prise en charge, prévoit d'accueillir les enfants de familles en détresse sociale, ceux retirés de leur famille, tous ceux dont les parents en ont fait la demande à la mairie de leur domicile.

- il crée **le carnet de croissance** dont tout enfant doit être pourvu gratuitement dès la naissance.

    c)   Carnet de santé pour les enfants :

En 1945 au sortir de la guerre, la situation sanitaire est catastrophique ; la mortalité infantile a de nouveau fait un bond, les carences sont nombreuses, le problème de l'alimentation est crucial. Se met alors en place, dans le cadre d'un dispositif complet de lois en faveur de la famille, l'ordonnance du 2 novembre 1945[5] qui regroupe et complète les dispositions des textes antérieurs et propose de nouvelles bases d'organisation dont la protection de tous les enfants de moins de 6 ans :

- l'obligation de créer ou développer les consultations prénatales ou de nourrissons pour tous les départements,

- **le carnet de santé** délivré à la naissance : il est destiné à ne contenir que des données biométriques de croissance, des renseignements sur les vaccinations effectuées et sur les affections aiguës de la première enfance

- la surveillance de tous les établissements de protection maternelle et infantile existants,

- la coordination de tous les moyens disponibles, publics et privés

Les objectifs sont ambitieux. Ils visent à un taux de une consultation pour nourrissons pour 8 000 habitants, ce qui fait un chiffre de 5 000 consultations sur le territoire.

Les années suivantes, les spécialistes de la protection maternelle et infantile jugent qu'il devient indispensable de rajeunir à nouveau les textes originels et de les réactualiser en fonction des évolutions des connaissances.

La perception de la santé de l'enfant se médicalise alors, avec par exemple, le développement des services de néonatologie et l'augmentation du nombre de vaccins disponibles.

Ainsi le décret du 19 juillet 1962[6] comprend plusieurs volets : la réorganisation des services de PMI, le renforcement de la surveillance médicale prénatale, l'amélioration de la surveillance des enfants dès la naissance par la mise en place de la communication des naissances par l'officier d'état civil, ce qui permet de s'assurer du suivi sanitaire de l'ensemble des enfants. Les visites obligatoires sont mises en place.

Par ce cheminement, au cours des années, d'un objectif de survie des petits enfants on évolue vers un objectif plus vaste de "vie en bonne santé physique ».

2.   Amélioration de la santé et enjeux économiques

Plus près de nous, en 1946, l'Organisation Mondiale de la Santé [OMS] donne pour définition de la SANTE : « état complet, bien être physique, mental et social, ne consistant pas seulement en une absence de maladie ou d'infirmité ».

Effectivement, pour chacun d'entre nous, le concept de santé au sens "santé physique" a cédé peu à peu le pas à celui de "santé globale" et d'espérance de vie sans incapacité, pour en arriver même, de manière plus générale, à la notion de "qualité de vie". Se pose ainsi la question de notre participation à notre « plan » santé.

a)   Le patient acteur de SA santé

La majorité des gens associent la santé à des facteurs physiques, biologiques ou physiologiques, tels la présence ou non de problèmes de santé ou de maladies, la capacité fonctionnelle (soit la mobilité), l'autonomie dans la vie quotidienne, la condition physique en général et le degré de vitalité ressenti. Suivent les facteurs psychosociaux et logiquement l'utilisation des services de santé et de la prise de médicaments.

En quelques décennies, cette perception ou l'autoévaluation de cet état de santé a fortement évolué. Elle reflète l'appréciation globale que chaque individu fait de son propre état de santé, de sa vitalité, en intégrant ses connaissances et son expérience, avec des critères objectifs et subjectifs. D'ailleurs, si un médecin pose la question : comment allez vous ?, la question à laquelle répond le patient n'est-elle pas : comment je me sens ?

Il est probable que c'est l'apparition du SIDA qui a forcé la réflexion sur les méthodes, les objectifs et les moyens des traitements. La science, la relation médecin-malade et toutes les questions éthiques qui se rattachent à la médecine ont été remises en cause. En effet, il s'agit d'une maladie qui pose le problème de fond de la prévention. On connaît les modes de transmission, on connaît les moyens de la prévenir et malgré tout, il est impossible d'assurer la protection de tous, puisqu'elle repose sur un acte volontariste de chacun.

Ainsi, cette pathologie nous rappelle sans cesse, que l'être humain est un sujet désirant, qu'aucune injonction, aussi pertinente soit-elle, qu'aucune information ne peut avec certitude, protéger l'homme sans son consentement.

Elle a donc renforcé la dimension méthodologique de l'éducation pour la santé : donner à tous, les moyens d'un choix de vie éclairé.

Par ailleurs, depuis les années 50-60, l'évolution des modes de vie (hygiène, conditions de vie, nutrition..) et l'amélioration de la prise en charge financière des soins, associées à d'importants progrès médicaux ont considérablement accéléré la progression de l'espérance de vie.

Il est certain que cette nouvelle longévité, accompagnée de multi-pathologies, confirme chaque jour le sens donné à l'éducation à la santé et à la participation active de chacun d'entre nous à sa santé.

Logiquement, la demande d'information de santé, pour exercer son libre choix de manière éclairée, s'est développée. C'est la loi Kouchner[7] qui concrétisera en 2002 cette responsabilisation du malade et le respect de son autonomie.

Parallèlement, si l'on ne peut que se féliciter de ce meilleur accès aux soins et de cette amélioration de la santé, les facteurs économiques en découlant, ont pris une grande importance faisant apparaître de nouveaux besoins.

b)   L'information médicale

Il existe en France de nombreuses filières de soins. Notre système de santé est d'ailleurs basé sur le libre choix. Ainsi les patients peuvent choisir entre ses différentes composantes : hôpital public, cliniques privées, médecine ambulatoire...

Mais cette légitime liberté, associée à cette multiplicité des acteurs parfois non communicants entre eux, peut être source de redondance de soins.

Dans le même temps, devant l'évolution des dépenses de santé, les études économiques depuis 1990 se sont grandement multipliées et sont devenues précises. Elles permettent d'évaluer le coût et le bénéfice des soins, de publier les comptes nationaux de la santé.

Ainsi, pour se resituer dans les années 90, un Français dépensait en moyenne en 1994, 12 000F pour sa santé, soit 1 830€[8] (en 2004, ce chiffre sera de 2 951€[9]). Cette moyenne cachait d'ailleurs d'importantes variations selon l'âge et le sexe notamment. Sur l'ensemble des soins médicaux présentés au remboursement de l'Assurance maladie, 80% de la dépense concernaient 25% des personnes et la moitié de la dépense se concentrait sur seulement 5% de personnes.

C'est dans ce contexte que des mécanismes régulateurs se sont mis en place. Il s'agissait d'amorcer un mouvement :

- développer, structurer et exploiter l'information médicale,

- améliorer la qualité des soins en responsabilisant le couple médecin-patient.

Ainsi c'est par la loi hospitalière du 31 juillet 1991[10] qu'apparaît le terme de dossier médical mais pour reconnaître, en milieu hospitalier, un droit d'accès du patient au dossier médical. Cet accès devant toutefois s'effectuer alors par l'intermédiaire d'un médecin.

Et c'est en 1994 que le carnet médical voit le jour.

3.   Carnet médical et carnet de santé

Le **carnet médical** voit le jour par l'article 77 de la loi n° 94-43 du 18 janvier 1994[11] relative à la santé publique et à la protection sociale : l'article L.145-9 du Code de la Sécurité Sociale dispose qu' « *il est délivré à tout patient attributaire d'un dossier de suivi médical, un carnet médical* ».

Ce carnet médical est réservé aux patients âgés de plus de 70 ans et présentant au moins deux pathologies nécessitant des soins continus d'une durée supérieure à six mois.

Aussitôt créé, il est pourtant abrogé par l'ordonnance Juppé du 24 avril 1996[12] relative à la maîtrise médicalisée des dépenses de santé, qui donne naissance dans son article 7 à un **carnet de santé** dans les articles L.162-1-2 à L.162-1-6 du Code de la Sécurité Sociale. Le patient doit présenter son carnet à chaque médecin devant lui donner des soins, y compris en cas d'hospitalisation. Le médecin y inscrit notamment les actes effectués.

Ce carnet de santé reste différent du carnet de santé de l'enfant qui a été conçu pour être utilisé jusqu'à l'âge de 16 ans. Il a pour objet de **"favoriser la continuité des soins"** en dotant les assurés sociaux d'une sorte de "mémoire médicale" inscrite pour l'instant sur un support papier et prévue à terme sur une carte à puce (la carte Vitale).

Ainsi les assurés recevront de la part de leur caisse d'assurance maladie leur carnet de santé, dont sa finalité leur est expliquée[13] afin qu'ils prennent conscience de son utilité : « *le carnet de santé permet à votre médecin de disposer des informations indispensables pour vous soigner. Les renseignements qui y figurent l'aideront à vous prescrire les traitements les mieux adaptés à votre état de santé. Le carnet de santé constitue un lien entre votre médecin et d'autres praticiens que vous seriez amenés à consulter* ».

Si la finalité de ce carnet ne semble pas faire de polémique, certaines modalités par contre, engagent de nombreux débats. Elles méritent de s'y arrêter, car elles feront encore débat quelques années plus tard dans le futur DMP.

Si l'on peut assurément comprendre que ces débats soient difficiles, chaque intervenant (état, patient, professionnel de santé) voyant ces carnets ou dossiers avec son propre point de vue, il aurait été néanmoins souhaitable qu'il ne fût pas fait l'économie de les trancher au fond.

Vouloir sans cesse les éviter, retarde encore à ce jour toute mise en œuvre opérationnelle des dossiers médicaux. Et ces valses hésitations finissent par enlever de la crédibilité aux projets et au message politique.

Voyons quelques exemples d'inquiétudes au travers d'extraits de débats parlementaires

a) Extraits de débats parlementaires :

- Assemblée nationale :

Le député de la Corrèze, Bernard Murat, ancien secrétaire national RPR à la santé, se déclare « *Absolument contre le carnet de santé obligatoire dans son état actuel* ». Il s'inquiète du « *manque de confidentialité* » du carnet de santé qui « *peut avoir des conséquences graves pour les familles, pour les chercheurs d'emploi ou pour les acteurs de la vie sociale et associative* ».

- Sénat :

Dans la séance du 24 octobre 1996[14], M. François Trucy s'adresse à M. Jacques Barrot, alors ministre du travail et des affaires sociales, au sujet du carnet de santé : « *...Cette innovation (le carnet de santé) est-elle capable d'améliorer sensiblement les conditions de distribution des soins ? Le Gouvernement attend-il aussi de ce carnet de santé la réalisation d'importantes économies portant sur les consultations et les examens spécialisés? Cela dit, si l'utilisation du carnet de santé n'est, dit-on, obligatoire ni pour le médecin, ni pour le malade, une pareille "souplesse" ne risque-t-elle pas de compromettre l'efficacité de la mesure ?* »

M. Hervé Gaymard, secrétaire d'Etat à la santé et à la sécurité sociale, lui répond : « *Monsieur le sénateur, le carnet de santé... est attendu puisque 80% de nos compatriotes s'y déclarent favorables et sont prêts à l'utiliser.*

*...Il a pour objet d'améliorer la prise en charge des patients et de parvenir, grâce à la mémoire médicale de chacun, à dispenser de justes soins. Il est en effet important que chacune et chacun d'entre nous dispose, dans un carnet dont vous avez rappelé la confidentialité, d'une mémoire médicale, **afin d'éviter les examens contradictoires ou les problèmes iatrogènes,** c'est-à-dire ceux qui sont causés par les traitements médicaux ou les médicaments.*

Il est vrai, monsieur le sénateur, que l'on a pu se demander s'il fallait sanctionner la non-présentation du carnet de santé. Je rappelle que l'ordonnance du 24 avril dernier dispose que la présentation du carnet de santé est obligatoire, mais que sa non-présentation n'est pas sanctionnée. Au moment où nous lançons et distribuons ce carnet de santé, il nous paraît très important que l'ensemble des Françaises et des Français se l'approprient, du point de vue à la fois de la santé publique et de la responsabilité de chacun face à l'augmentation des dépenses de santé. Il s'agit donc d'un acte fort de santé publique - le pays l'attendait depuis longtemps ! - mais également d'un acte de responsabilisation individuelle. »

On le voit, défiance et interrogations sont réelles. Aux légitimes questions des uns et des autres, carnet médical et carnet de santé, pourtant conçus à quelques années d'écart, apportent des réponses différentes.

    b)   Eléments nourrissant le débat

    - Personnes concernées

Alors que le carnet médical n'était attribué qu'aux personnes âgées de plus de 70 ans atteintes de deux affections nécessitant des soins continus d'une durée supérieure à six mois, le carnet de santé de 1996 est obligatoire pour l'ensemble des assurés sociaux de plus de 16 ans.

On retrouvera ce choix 10 ans plus tard : faut-il créer en priorité le DMP :

- pour les personnes souffrant d'Affection Longue Durée [ALD] ?

- d'emblée pour tous les citoyens ?

- en l'initiant à la naissance ?

- Obligation d'utilisation :

  - Par le patient :

Le carnet de santé est détenu par le patient qui doit le présenter à tous les médecins qu'il consulte **sauf cas de force majeure ou d'urgence** (article L.162-1-1 du Code de la Sécurité Sociale). Cette obligation semble donc stricte et devrait avoir pour effet une grande efficacité du carnet.

Cependant, si le non respect de la présentation du carnet par le patient devait être sanctionnée aux termes de la loi du 18 janvier 1994 par un refus de prise en charge des soins, aucune sanction n'a été prévue en 1996 contre un patient qui ne présenterait pas son carnet.

En 1996, le droit au soin reste donc entier pour le patient et le refus d'utilisation du carnet de santé par le patient n'engendre pas de moindre remboursement.

Faudra t-il accompagner le DMP d'une obligation d'utilisation par le patient et prévoir d'éventuelles sanctions ? Si oui, lesquelles?

  - Par les praticiens :

En 1996 les praticiens sont tenus de porter sur le carnet les constatations médicales qu'ils jugent pertinentes pour le suivi médical du patient lorsque ceux-ci n'y font pas opposition (article L.162-1-4 du Code de la Sécurité Sociale).

Néanmoins la non tenue du carnet n'est pas spécifiquement sanctionnée. Si l'on peut envisager que les instances disciplinaires ordinales pourraient considérer comme un manquement à la déontologie le fait de ne pas remplir correctement le carnet, il est à noter que l'article L.162-1-4 du Code de la Sécurité Sociale permet explicitement que le carnet ne soit pas exhaustif. En effet le Code de déontologie des médecins[15] (article 35) autorise un médecin à tenir un malade " *dans l'ignorance d'un diagnostic ou d'un pronostic grave, sauf dans le cas où l'affection dont il est atteint expose les tiers à un risque de contamination* ".

Les praticiens devront-ils avoir obligation de tenue du DMP ? Si oui, quels praticiens ? Les médecins (lesquels ?) et/ou tous les professionnels de santé ?

- Droit d'opposition du patient

L'article L.162-1-4 du Code de la Sécurité Sociale permet explicitement que le carnet ne soit pas exhaustif : *le malade peut s'opposer à ce qu'une information médicale soit portée sur son carnet.*

L'arrêt du Conseil d'Etat du 1er décembre 1997[16] a d'ailleurs annulé partiellement l'article R.162-1-2 introduit dans le Code de la Sécurité Sociale par le décret du 18 octobre 1996 « *en tant qu'il exclut du champ du droit d'opposition reconnu au patient la date de la consultation, le cachet et la signature du médecin* ».

Ainsi les articles L.162-3 et L.162-1-4 du Code de la Sécurité Sociale mentionnent clairement le droit d'opposition du patient qui inclut également la mention par le médecin consulté de la date des soins, de son cachet et de sa signature, laquelle est inséparable des constatations pertinentes pour le suivi médical du patient. Le droit d'opposition du malade porte donc sur toutes les mentions qui peuvent être faites par le médecin.

En revanche, l'ordonnance de 1996 ne prévoit pas l'effacement des données inscrites dans le carnet ; le patient n'a donc pas la possibilité de changer d'avis après réflexion, même s'il estime que certaines informations sont devenues inutiles ou à l'inverse, lui portent atteinte.

Sans ce droit d'effaçage, on peut comprendre qu'une certaine prudence se soit établie vis-à-vis de l'inscription dans le carnet et donc le pousser à un usage irrégulier rendant ainsi le carnet incomplet voire... inutile.

En 2005, les associations de patients confirmeront leur volonté que ces derniers puissent ne pas faire figurer certains éléments de leur santé sur leur dossier. Faudra t-il alors :

- que ce masquage, s'il est autorisé, puisse avoir lieu après la date du soin ?

- qu'il existe une sorte de "marque" indiquant que le dossier n'est pas complet, afin d'attirer l'attention du professionnel de santé sur la non exhaustivité du dossier ?

- Confidentialité

Le carnet de santé appartient au patient. Pour des raisons de confidentialité il ne comporte pas le nom patronymique de l'assuré. Le Conseil National de l'Ordre des Médecins s'était d'ailleurs opposé au carnet médical[17] dans la mesure où celui-ci était constitué d'un document papier. En revanche, il avait donné son accord pour une carte électronique (l'ordonnance de 1996 prend en compte la future utilisation de la carte Vitale).

L'avancée technologique permettant maintenant la tenue de dossiers informatiques, pour le DMP, quel choix devra être retenu pour assurer la confidentialité :

- dossiers inscrits sur des cartes à puces individuelles ?

- dossiers hébergés ?

Les choix nationaux seront-ils différents au sein de l'Union Européenne ?

- Communication

Le carnet de santé ne peut être communiqué qu'

- aux médecins traitants,

- au service du contrôle médical,

- à d'autres professionnels de santé, avec l'accord du patient.

Tous sont astreints au secret professionnel.

La communication par la CNAM[18] est ainsi faite « *Ce carnet de santé ne doit être communiqué qu'à votre médecin, généraliste ou spécialiste. Si vous le souhaitez vous pouvez aussi le présenter aux chirurgiens dentistes ou aux sages femmes qui peuvent le compléter. Il peut vous être demandé par le médecin-conseil de l'organisme de l'assurance maladie dont vous dépendez, dans le cadre de ses missions de contrôle* ».

Il est à noter que l'article L.162-1-2 du Code de la Sécurité Sociale, permet au service du contrôle médical d'obtenir communication du carnet de santé afin de veiller à sa bonne tenue.

Pour la médecine du travail, il en va autrement : Le Docteur Alquier-Bouffard, alors Président de la Fédération Française de Médecine du Travail, laquelle représente 46 Sociétés scientifiques et professionnelles de médecine du travail, Instituts et Groupements de médecins et infirmières du travail demande au ministre[19] « *...de bien vouloir supprimer la référence aux «médecins appelés à donner des soins aux patients» comme critère exclusif d'accès au carnet de santé et à la carte informatisée, et remplacer ladite référence par «médecins appelés à donner des soins ou des actes médicaux de prévention soumis aux dispositions législatives et réglementaires, notamment celles régissant la médecine du travail...*». Il n'obtiendra pas gain de cause.

L'arrêt du Conseil d'Etat du 1er décembre 1997[20] rappelle qu'aux termes de l'article L.162-1-2 du Code de la Sécurité Sociale, de l'article L.241-2 du code du travail et l'article 95 du décret de 1995 portant Code de déontologie médicale, le carnet de santé ne peut être communiqué qu'aux médecins appelés à donner des soins au patient.

Des sanctions sont prévues à l'encontre de toute personne qui aurait obtenu ou tenté d'obtenir communication du carnet de santé en violation des dispositions légales (emprisonnement et amende de 100 000F – 15 244,90 €).

En 2005, le sujet n'est pas clos : quels seront les professionnels autorisés ? Faudra-t-il des accès limités ? A l'inverse, en cas d'urgence médicale faudrait-il une autorisation systématique ?

- Responsabilité du médecin face à une judiciarisation naissante

Tous les médecins sont prudents pour les mentions qu'ils inscrivent sur les dossiers du patient. Leur responsabilité est engagée. Au-delà, peut-on parler d'éventuelle faute en cas de refus ou de mauvaise inscription de la part des médecins ?

Des motifs légitimes :

- un préjudice pour le patient (retard de diagnostic, erreur sur une autre prescription – allergie, contre indication),

- une irrégularité de la présentation du carnet par le patient

seraient sûrement des éléments de décision.

A ce jour les craintes sont encore plus fortes, la judiciarisation se développant. Faudra t-il sécuriser les praticiens dans le DMP ? Assurer une traçabilité des décisions et des interventions ? Que faudra t-il inscrire ?

- Professionnels concernés pour l'incrémentation

En 1996, c'est tout d'abord le médecin référent[21]. Celui-ci a, en effet, vocation à prendre en charge globalement le patient et est donc appelé à assurer la coordination des soins. Il s'engage à suivre son patient par son dossier médical professionnel mais aussi par l'enrichissement régulier du carnet de santé.

S'il ne respecte pas cette obligation, il peut perdre, pour une durée déterminée le bénéfice de l'option conventionnelle au terme d'une procédure contradictoire.

Dans le DMP, le médecin référant devenu "traitant" devra t-il faire la synthèse des écrits de ses confrères ou chaque médecin devra t-il intervenir ? D'autres professionnels de santé pourraient-ils nourrir le DMP ?

- Les pharmaciens, les oubliés du carnet de santé ?

Ce n'est que dans le décret n° 96-925 du 18 octobre 1996[22] relatif au carnet de santé que l'on voit apparaître les pharmaciens : art R.162-1-2. « **Les pharmaciens** peuvent, dans le respect des règles déontologiques qui leur sont applicables, et **avec l'accord du patient, consulter** le carnet de santé de celui-ci **lors** de la dispensation de médicaments. »

Il est à noter que ce décret n'a pas été élaboré avec l'avis de l'Ordre National des Pharmaciens. Seul l'avis des Conseils de l'Ordre des Médecins, des chirurgiens-dentistes et des sages-femmes était alors requis.

Reste que d'aucune manière, il est envisagé que les pharmaciens puissent remplir le carnet. Ils peuvent seulement le consulter. Et pourtant, ils sont des professionnels de santé à part entière, les spécialistes du médicament et sont soumis au secret professionnel.

Qu'adviendra-t-il dans le DMP ? Les pharmaciens pourront-ils intervenir et si oui dans quelles conditions ?

Tous ces éléments, ayant pourtant fait l'objet de riches débats, ne sont pas totalement clarifiés en 1996. Les interrogations ressurgiront donc naturellement en 2004.

Toujours est-il, qu'en 1996, le scepticisme l'emporte. Le carnet de santé emporte une difficile adhésion, sa « vie » en est même hypothéquée.

4.   Déploiement et sort du carnet de santé

Le carnet de santé est distribué à 45 millions d'exemplaires avec renfort de communication pour expliquer et lever les doutes. Ainsi la CPAM écrit[19] : « *Les médecins du travail, médecins des compagnies d'assurance et employeurs n'ont pas à vous demander votre carnet de santé. Vous pouvez demander à votre médecin qu'il n'inscrive pas sur le carnet certaines informations que vous jugez trop confidentielles.* »

Cependant, malgré ces campagnes de communication et d'explications, le carnet de santé n'a pas été utilisé comme il était prévu par les patients ou les médecins généralistes : la plupart des patients n'emmènent jamais leur carnet de santé et parallèlement beaucoup de médecins refusent de le remplir, considérant que c'est une perte de temps inutile puisque personne ne s'intéresse au carnet de santé.

Finalement ce carnet de santé « papier » qui devait disparaître avec la généralisation de la carte vitale a été un échec et a disparu beaucoup plus tôt que prévu : en juillet 1997, la CNAMTS[23] reconnaît que « *le succès n'a pas eu lieu et le carnet n'est pas utilisé comme on l'aurait souhaité. Le coût de l'opération s'est élevé à 247 millions de francs – 37.65 millions d'euros* ».

Cet échec servira-t-il d'enseignement pour le DMP ? Fallait-il ces premières étapes pour mûrir le concept de dossier médical?

Quelles conditions, après cet échec patent, ont remis au "goût du jour" une nouvelle version de carnet de santé ? Certainement une réelle révolution technologique et la confirmation de l'utilisation informatique par les professionnels de santé et les patients, mais également :

- des rapports démographiques et économiques alarmants qui se succèdent

- une augmentation de la consommation de médicaments qui incite à développer la lutte contre la iatrogénie

- une attente de coordination des soins qui, sur le terrain, se concrétise par l'apparition de réseaux de soins ou de santé.

II. L'origine du DMP

1. Evolution démographique et enjeu de la lutte contre la iatrogénie

En un siècle l'espérance de vie est passée de 45 à 79 ans. Alors qu'en 1900, il était rare d'atteindre 60 ans, aujourd'hui on est souvent en pleine forme avec plus de 20 années de vie devant soi.

Certains spécialistes estiment qu'un enfant sur deux, naissant aujourd'hui en France, vivra plus d'un siècle. Les centenaires au nombre de 6 000 aujourd'hui, pourraient atteindre 150 000 dans 40 ans.

Lors du dernier recensement de 1999[24], les personnes âgées de plus de 70 ans représentaient 11,3% de la population française (selon l'INSEE[25], au 1er janvier 2004, 9 805 837 habitants seront âgés de 65 ans et plus, soit 16% de la population ; en 2010, près de 1,5 million de personnes âgées auront 65 ans et plus).

Si jusque dans les années 50 – 60, l'augmentation de l'espérance de vie a été essentiellement liée à une amélioration des conditions de vie et de l'hygiène, le plus grand progrès dans la longévité et l'espérance de vie est actuellement lié aux avancées médicales, en particulier à la maîtrise des maladies cardio-vasculaires et à une meilleure connaissance des cancers.

Cette révolution de la longévité appelle d'ailleurs des interrogations de fond :

- comment aborder les dernières périodes de vie dans les meilleures conditions ?

- jusqu'où voulons-nous aller, jusqu'où chacun d'entre nous veut-il aller ?

- qu'attendons-nous de la longévité alors que certains éprouvent parfois tant de difficultés à vivre leur vie dans sa quotidienneté ?

- peut-on légitimer une recherche forcenée de longévité quand la majeure partie de l'humanité ne dispose pas des conditions minimales lui permettant de vivre dignement ?

Le rythme des découvertes scientifiques et médicales, qui nous rendent de plus en plus performants pour maîtriser le « comment » de la vie, nous laisse de plus en plus démunis pour comprendre le « pourquoi » de la vie, notamment lorsqu'il s'agit de la fin de vie. Notre conviction est qu'il est important de nourrir nos réflexions par un discernement éthique dans un univers qui est soumis à la tentation si forte du savoir et du pouvoir.

Et comment ne pas tenir compte du malaise croissant que les professionnels de santé vivent, entre un discours dominé par des arguments techniques et financiers et le sens que nous donnons à nos métiers de santé, résolument tournés vers la personne humaine ?

Concrètement, « bien » vieillir devient un défi que nous devons relever. Ce qui a amené les politiques à proposer en mars 2003 un programme[25] de prévention et de promotion de la santé sur le "bien vieillir".

Car pour autant la vieillesse n'est pas une maladie en soi. Elle est marquée par la dégradation de certaines capacités fonctionnelles et, par voie de conséquence, l'augmentation régulière de l'espérance de vie se traduit par le développement de maladies chroniques.

Il est donc fréquent que la personne âgée ait des poly pathologies (cardiovasculaires, métaboliques, neurologiques) : la poly médication est inévitable.

Ainsi l'étude CREDES[26] (prescriptions médicamenteuses chez les personnes âgées) montre que les personnes âgées de plus de 70 ans et plus prennent en moyenne 4 à 5 médicaments par jour.

L'enquête PAQUID[27], rapportée en 1998 dans le bulletin de l'Académie de médecine indique, quant à elle, que les personnes âgées vivant en institution consomment davantage de médicaments que celles vivant à leur domicile (5,2 médicaments en moyenne par jour).

Assurément l'usage ainsi conséquent de médicaments chez les personnes âgées de 65 ans ou plus entraîne un risque iatrogène important, avec une gravité accrue des effets en fonction de l'âge. Et les altérations fonctionnelles qui affectent la fonction rénale, le système cardiovasculaire, le système hépatique, peuvent être responsables d'effets indésirables si on ne prend pas soin de réduire et/ou d'espacer les doses médicamenteuses.

Si tous ne sont pas évitables, un bon nombre de ces effets peut cependant être prévenu, par un bilan régulier et/ou spécifique lors d'une manifestation inhabituelle (somnolence, confusion, malaises ...).

Quelques particularités dues à l'âge :

- à 80 ans, le débit sanguin rénal est réduit d'environ 50% (à partir de 40 ans, perte de 10% tous les 10 ans), les néphrons dégénèrent et toutes les fonctions assurées par le rein, à commencer par la filtration glomérulaire, sont altérées. Toute personne âgée peut donc être considérée comme en insuffisance rénale. Les reins épurent insuffisamment le sang des substances toxiques qu'ils sont chargés d'éliminer et aussi des médicaments qui circulent sous forme active ou dégradée. La clairance de la créatinine (volume de plasma débarrassé d'une substance en une minute) est un indicateur précieux. Beaucoup de médicaments couramment utilisés en gériatrie s'éliminent par voie rénale, ce qui impose la question de l'éventuelle réduction de la posologie initiale ;

- avec l'âge, l'organisme tend à se dessécher (perte d'eau extracellulaire favorisant le risque de déshydratation). La prise concomitante de diurétiques nécessite des bilans électrolytiques fréquents ;

- d'après le dossier de presse de la CNAM et du CFES[28] (aujourd'hui appelé INPES) en 2000, près de 8 500 personnes âgées de plus de 65 ans meurent d'une chute. L'étiologie des chutes est multifactorielle : les facteurs de risques clairement identifiés sont la consommation de médicaments (dont les psychotropes), les problèmes de vision, l'inadaptation de l'habitat.

- la dénutrition d'origine exogène (faiblesse des apports protéiques) ou endogène (certaines pathologies, cancer, infections) est relativement fréquente chez les sujets âgés. Un groupe de réflexion sur les indicateurs de suivi de la loi relative à la politique de santé publique estime qu'entre 350 000 et 500 000 personnes de 70 ans et plus à domicile sont dénutries et qu'elles sont entre 100 000 et 200 000 en institution. Cette dénutrition est source de pathologies secondaires dont les chutes et les escarres ;

Ce bref aperçu de ces quelques particularités qui accompagnent le vieillissement (auquel on devrait ajouter le risque fréquent d'hypotension orthostatique, les modifications de passage de la barrière hémato-encéphalique, les réponses pharmacologiques des récepteurs etc..) montre l'utilité d'optimiser la dispensation des médicaments chez les personnes âgées, tant dans un souci du respect de la personne que dans un souci d'économies de santé publique.

Rappelons en effet, que du point de vue strictement économique, une personne de plus de 65 ans coûte logiquement 2,5% de plus que la moyenne de la population et à partir de 80 ans elle coûte 4,5% de plus que la moyenne. Tout doit donc être mis en œuvre pour une bonne efficience de ces coûts, la population âgée augmentant au cours des temps.

Ainsi, comme on l'a précédemment souligné, de très nombreux rapports ou études s'accumulent, revenant tous aux mêmes conclusions : coordination des soins, lutte contre la iatrogénie deviennent des enjeux majeurs de santé publique.

2. Etudes et rapports

a) Rapport Queneau[29]

M. Jacques Barrot, ministre des affaires sociales et de la santé, M. Hervé Gaymard, secrétaire d'état à la santé et à la sécurité sociale demandent le 15 novembre 1996 à **M. P. Queneau un rapport pour une prévention de la iatrogénie évitable.** M. Bernard Kouchner, secrétaire d'état à la santé prolonge cette mission en juillet 1997, ce qui confirme tout l'intérêt qu'il porte à la question.

L'auteur reprend la définition du dictionnaire Robert qui définit la iatrogénie[30] comme « *toute pathologie d'origine médicale* ». Il ajoute : « *la iatrogénie ne recouvre pas la seule intervention du médecin, mais tout ce qui est du domaine de l'action médicale (thérapeutique ou diagnostique), y compris par extension, l'automédication qui elle-même procède d'une sorte de "démarque" d'une action de type médical* ».

Il indique que l'étude APNET[31] montre que 6,28% des journées d'hospitalisations impliquent la iatrogénie. L'étude Phare[32], réalisée en médecine générale en France en 1994 et portant sur 1 854 patients relève 18,7% d'effets indésirables liés à une prescription médicamenteuse mais aucun accident grave et aucune hospitalisation iatrogène.

L'auteur conclut s'appuyant sur d'autres études qu' « *une première approximation permet de situer probablement entre 4 et 15% les hospitalisations imputables à une pathologie iatrogène* ».

Il propose naturellement une meilleure formation initiale et continue de tous les professionnels de santé, mais également une informatisation accrue des médecins qui permettrait d'intégrer des logiciels d'aide à la prescription conçus comme des aides au diagnostic et à la décision thérapeutique, sans pour autant remplacer l'interrogatoire du malade ni faire écran à la relation médecin-malade.

Pour le pharmacien, il suggère de souligner l'importance de son rôle de conseil et de contrôle des ordonnances. Ce qui nécessite plus de confidentialité, une signature effective du pharmacien, des points infos conseil, un accompagnement du patient par l'établissement automatique de fiches de posologie.

L'organisation des soins participe également selon lui à prévenir le risque iatrogène. Il reprend ainsi notamment *la nécessité d'une coordination entre les différents prescripteurs (addition des ordonnances de plusieurs spécialistes et d'un ou plusieurs généralistes), rôle qui devrait être assuré par le médecin généraliste et qui soutient l'idée de référent. Il prône le développement du **dossier médical informatisé** pour une meilleure connaissance des traitements, prescrits et auto prescrits, l'**utilisation du carnet de santé du malade ou de son successeur informatique** ou doivent être mentionnés TOUS les médicaments utilisés.*

b) Etude du professeur Chamba de la faculté de Lyon

Cette étude[33] de 1999 porte sur 924 officines, pendant 12 semaines. Près de 900 étudiants ont repris 11 800 notifications de problèmes rencontrés ou solutionnés par les pharmaciens lors des dispensations. Cette remarquable analyse permet ainsi de mesurer de manière objective l'acte pharmaceutique.

5 140 notifications (43,55 %) de iatrogénie avérée ont été effectuées. Ainsi extrapolé au réseau total des 23 000 officines, cela représenterait 600 000 notifications, **près de 1 700 par jour** !

Les analyses sont explicites, sur ces notifications :

- 47% concernent des ordonnances de plus de cinq médicaments,

- 34% entre trois et quatre.

- dans 61% des cas, il s'agit d'une interaction, dans 39% une contre indication.

- 19% demandent de rapprocher plusieurs ordonnances.

- Dans 42% des cas, le pharmacien appelle le médecin. Suit alors une modification de traitement dans 60% des cas.

Les antalgiques et les anti-inflammatoires, sont les plus concernés par les anomalies de posologie (18% des cas). Ce qui pose également la question cruciale des risques potentiels suite à un comportement d'automédication !

Cette étude a particulièrement étudié l'impact économique pour le seul cas des anti-inflammatoires non stéroïdiens : 498 notifications s'y rapportent (posologie excessive, double prescription, demande d'automédication avec ou sans antécédent d'ulcère et avec ou sans prescription en cours).

Cette évaluation du « coût évité » par le pharmacien, en terme de frais médicaux et de soins hospitaliers donne une fourchette de 1 339F (204,13€) à 3 102F (479,90€).

Par extrapolation à l'ensemble des pharmacies, **le coût « évité » est de 86 500 000F** (13 186 839€) **à 163 730 000F** (24 960 477€). Et ce, rappelons-le, que pour les seuls effets iatrogènes des AINS dans le domaine limité des problèmes digestifs !

Cette étude prouve le rôle du pharmacien qui ne distribue pas mais dispense les médicaments. Pour une fois, ce rôle a été chiffré. Les commentaires sont inutiles, les chiffres sont suffisamment évocateurs et confirment que la lutte contre la iatrogénie représente un réel enjeu économique, au-delà naturellement du bénéfice du patient.

c)   Rapport FIESCHI[34]

La question des moyens que la France peut assurer à sa population et de la qualité des soins devient de plus en plus cruciale. L'offre doit s'adapter, l'utilisation doit être optimisée. On parle de plus en plus de coordination de soins espérant aussi qu'une meilleure efficience ait un impact économique.

C'est dans ces conditions que le professeur Marius Fieschi remet en 2002 au Ministre de la santé, de la famille et des personnes handicapées, Jean-François Mattei, ses conclusions du travail sur le Dossier Médical **Partagé**, qui constitue l'une des priorités du ministre.

Les enjeux du dossier médical partagé sont nombreux :

- améliorer la coordination des soins et encourager l'émergence de formes nouvelles d'exercice de la médecine

- mise en commun d'informations au sein des structures hospitalières, échange d'information dans les réseaux de soins entre la médecine de ville, l'hôpital et le secteur médico-social.

L'idée de dossier médical partagé, proposée par M. Fieschi, suppose le développement d' "adresses qualité santé" pour chaque patient ainsi que la mise en œuvre des dispositions de la loi du 4 mars 2002[35] autorisant l'apparition d' "hébergeurs agréés" pour des données de santé.

La note d'orientation remise au ministre propose quatre expérimentations pilotes, dès le début 2004, sur trois ans portant sur quatre bassins de population (Marseille, Lille, Grenoble et Poitiers).

Reste à concevoir un projet opérationnel qui tienne compte des conditions de son développement, basées sur des technologies disponibles, simples, acceptables par les professionnels, par les patients et par les coûts qu'elles représentent.

Il est révélateur de voir qu'il est proposé que les **discussions sémantiques sur la définition du dossier médical soient évitées** afin de ne pas bloquer le développement de la réflexion sur le partage nécessaire des informations qu'il contient dont le recueil a pour objet l'amélioration du suivi de son état de santé.

D'une manière pragmatique, les auteurs, relevant les défis à surmonter, s'inquiètent :

- « il ne peut s'agir d'un dossier médical structuré, exhaustif, convenant à tous quelle que soit la spécialité de chacun et interopérable avec tous les systèmes d'information existants en pratique.

- La mise en place d'un tel dossier ne peut être envisagée, à court terme, pour une proportion très importante de la population.

- Il s'agit de recentrer le système d'information de santé sur le patient en permettant, pour un patient donné et pour les professionnels de santé qui le prennent en charge, l'accès aux documents élaborés ou échangés le concernant ».

Techniquement, il souhaite que ces documents soient mémorisés dans des **"réceptacles" définis en vue de la conservation et du partage des données médicales** compte tenu de leur spécificité. La démarche vise à définir les conditions de ce partage, à le tester, à évaluer sa qualité.

d) Le rapport du Haut Conseil pour l'avenir de l'assurance maladie[36] « L'avenir de l'assurance maladie : l'urgence d'un redressement par la qualité »

Il s'agit de réunir les conditions pour assurer la viabilité des régimes d'assurance maladie car le contexte financier et économique s'aggrave. Le Haut Conseil pour l'avenir de l'assurance maladie présente en 2003 un rapport où il livre :

- son constat sur l'état du système de soins et de prise en charge des dépenses de santé dans notre pays

- ses orientations

Le décor est planté : « *Soixante ans après l'ordonnance du 4 octobre 1945[37], le constat s'impose : l'assurance maladie constitue un de nos grands succès collectifs. En offrant un très large et égal accès aux soins, elle a joué, outre son rôle proprement sanitaire, une importante fonction de cohésion sociale. C'est aujourd'hui un de nos biens communs les plus précieux. Or le niveau et la dynamique de ses dépenses la placent désormais en situation de grave difficulté. Jamais il n'a paru aussi indispensable, urgent et ardu d'en préserver l'avenir* ».

Les auteurs dégagent des orientations :

« *Il faut, d'abord, s'attacher résolument à améliorer le fonctionnement du système de soins et la coordination de ses acteurs. C'est là un changement important par rapport à la période où furent conçues les assurances sociales : l'assurance maladie ne peut plus se contenter d'être un simple dispositif de paiement pour des soins qui s'organiseraient tout seuls. Pour être efficaces, les politiques d'assurance maladie doivent nécessairement porter aussi, en concertation avec tous ses intervenants, sur l'organisation du système de soins.* »

Les auteurs se félicitent de la généralisation de l'assurance maladie à toute la population et de la diffusion des couvertures complémentaires qui ont contribué au développement du système de santé et à l'égalité des chances dans l'accès des soins.

L'état de santé des Français s'est ainsi amélioré et l'espérance de vie croit chaque année, et pour partie sans incapacité. Mais ils s'alarment de la contre partie : le périmètre des soins dits "remboursables" représente 2 000€ par personne et par an.

Comme il a déjà été constaté ils confirment que cette moyenne cache des disparités évidentes :

- chaque année, 5% des personnes couvertes par l'assurance maladie mobilisent 60% des remboursements ; en moyenne, ces remboursements s'élèvent en 2000 à près de 20 000€ par personne.

- Sur les quarante dernières années les dépenses de soins ont augmenté en moyenne à un rythme annuel supérieur de deux points à la croissance de la richesse nationale, passant de 3,5% du produit intérieur brut en 1960 à 8,9% en 2002.

Si bien que *la situation financière de l'assurance maladie est déjà critique : 11Md€ de déficit prévu en 2004,* tendance inflationniste qui se retrouve dans l'ensemble des pays développés.

Par ailleurs, au vu de la démographie, il est assuré que les dépenses de santé continueront à croître. Cette tendance se retrouve dans l'ensemble des pays développés. Du déficit de 11 Md€ prévu en 2004, les auteurs prévoient que « *toute chose étant égale par ailleurs, le déficit annuel (en euros constants 2002) passerait à 29Md€ en 2010 et à 66Md€ en 2020 (hors charges de la dette). Un tel niveau de déficit ne peut être raisonnablement envisagé.* »

Le haut conseil, ne souhaitant pas remettre en cause les principes de solidarité et d'égalité,estime donc qu'il devient impératif de *faire porter des efforts résolus* **sur la maîtrise des dépenses injustifiées et l'optimisation de l'offre de soins**.

Il attire naturellement l'attention sur le très haut degré de qualité à atteindre (actualisation des connaissances scientifiques et techniques) et rappelle les enjeux de la non qualité.

Plus particulièrement, concernant les médicaments, les auteurs relèvent la spécificité française de « *la surconsommation de médicaments. Rien ne justifie en effet que l'assuré français se voie prescrire entre deux et quatre fois plus d'analgésiques, d'antidépresseurs et de tranquillisants que les usagers des pays voisins. La dépense totale est considérable (plus de 16 milliards d'euros par an, 260 000 euros prescrits en moyenne par chaque médecin généraliste) et les dangers aussi : les risques d'interaction médicamenteuse toxique sont très sérieux au-delà de trois médicaments pris simultanément, or un très grand nombre d'ordonnances dépassent ce chiffre. Il y a d'ailleurs, en France, quelque 350 hospitalisations par jour, en moyenne, à cause de ce type d'accidents dits « iatrogènes ».*

Par ailleurs, prenant acte que le malade est au cœur du système de santé il souhaite guider le malade dans son accès et son cheminement au sein de l'univers soignant. S'appuyant sur le parcours que certains grands malades suivent, il note l'approche trop cloisonnée des secteurs sanitaire et médico-social (issu de la loi de 1975[38]), non-sens en termes de santé publique.

Pour le secteur sanitaire proprement dit, le Haut Conseil estime que le manque d'articulation entre les soins "de ville" et les soins hospitaliers constituent le plus grand obstacle à une bonne recomposition de l'offre et déplore le retard pris dans la généralisation **d'un dossier médical partagé**, "réseau de soins virtuel".

A ces deux cloisonnements, s'ajoute une autre difficulté, notamment pour les malades les plus graves ou pour les malades souffrant de pathologies multiples : l'augmentation du nombre d'intervenants. Or si les soins sont coordonnés au sein des établissements, il n'en est rien en médecine dite de ville. C'est au patient à faire sa propre coordination. Ne pouvant s'appuyer sur un historique, les **examens redondants** ou les prescriptions contradictoires ont toutes chances de se multiplier.

C'est dans ce contexte de déficit important – près de 30 milliards d'euros sur trois ans – qu'est préparée la loi relative à l'assurance maladie. Cette réforme du système de santé est ambitieuse et ne se limite pas au volet remboursement afin de ne pas risquer d'accentuer les inégalités dans l'accès aux soins. C'est l'organisation même du système de soins qu'il est envisagé de transformer.

III. La naissance du DMP dans le Projet de loi relative à l'assurance maladie

Les objectifs annoncés par le Gouvernement dans l'exposé des motifs du projet de loi[39] reprennent les différentes conclusions évoquées précédemment :

- garantir l'égalité d'accès aux soins, la qualité des soins, la solidarité,

- permettre le redressement financier de l'assurance maladie.

Ce projet de Loi fait l'objet de... 7 000 amendements (dont 6 000 par les communistes et 800 par les socialistes).

Au titre de la coordination des soins, la conclusion d'accords interprofessionnels entre les professionnels de santé et l'Union Nationale des Caisses d'Assurance Maladie [UNCAM] est proposée pour une meilleure organisation et coordination des professionnels de santé, avec notamment l'encouragement au développement des réseaux de santé

En complément, l'article 2 du projet de loi prévoit que cette coordination des soins soit favorisée par la mise en place du **dossier médical personnel (et non plus partagé)** pour chaque bénéficiaire de l'assurance maladie, celui-ci devant être fonctionnel dès 2007.

Il s'agit d'un dossier constitué des données de santé à caractère personnel, recueillies ou produites à l'occasion des activités de prévention, de diagnostic ou de soins, permettant le suivi des actes et prestations de soins.

Plus de 300 amendements à l'assemblée nationale seront déposés pour le seul DMP !

Les débats à l'assemblée nationale commencent le lundi 5 juillet 2004. Ils sont houleux. Ils reprennent pour partie les interrogations laissées en suspens par l'expérience du carnet de santé. Le rapporteur Jean-Michel Dubernard[40] (UMP, Rhône) présente des amendements visant à sécuriser le DMP et prévenir d'éventuels abus.

Dans le même temps, pour faire face aux interrogations des professionnels de santé, une grande campagne de communication[41] se met en place en juin 2004 :

- Une plate forme téléphonique est créée, destinée à répondre aux professionnels de santé et aux assurés sociaux (0 825 396 396, de 9h00 à 19h00). Un site internet est accessible depuis le site du ministère de la santé.

- Deux courriers personnalisés présentant les grands enjeux de la réforme pour l'assurance maladie sont envoyés aux médecins (ville et hospitaliers) et aux pharmaciens d'officine. Ils sont accompagnés d'un document[42] individualisé par profession "Réforme pour l'Assurance maladie : vos questions sur le projet de réforme - nos premières réponses".

1. Les pharmaciens, les éternels oubliés ?

On peut lire dans ces documents des réponses qui interrogent particulièrement le Conseil National de l'Ordre des Pharmaciens [CNOP]. Quelques extraits :

a) Contenu du DMP :

…Que pourra contenir ce dossier ?

*Il permettra au médecin de prendre connaissance des éléments diagnostiques et thérapeutiques **reportés par ses confrères** en ville et à l'hôpital, ainsi que des éléments de compte-rendu de sortie en cas de séjour dans un établissement de santé…*

Il est à noter qu'on ne parle pas des pharmaciens.

b) Communication du DMP

…Qui aura accès aux données ?

*Le patient sera le seul à avoir un accès automatique à son dossier, et déterminera qui, en dehors de lui-même, pourra y accéder : a priori, **son médecin traitant et les autres praticiens de son choix.***

En complément, il est écrit qu'auront accès au dossier, en accord avec le praticien et dès la mise en œuvre du dossier médical personnel :

- tous les médecins, y compris les médecins hospitaliers,
- les services d'urgence.

Auront un accès limité à certaines données **dans un second temps** :

- les autres professionnels de santé (infirmiers, pharmaciens, kinésithérapeutes, etc.) sauf cas exceptionnels – par exemple les infirmiers pour certaines pathologies.
- L'Assurance maladie qui, dans le cadre de sa mission de contrôle médical et dans le respect de la réglementation en vigueur, pourra obtenir des copies de pièces du dossier avec l'accord du médecin et du patient.

Les pharmaciens n'apparaissent donc que dans un second temps. Et par ailleurs que signifie le mot accès ? Simple consultation ou intervention ?

2. L'action du CNOP, pour une reconnaissance de tous les professionnels de santé

S'inquiétant de ces réponses et des débats parlementaires engagés qui montrent que seuls les médecins sont cités comme devant intervenir dans le DMP qui doit être créé, le CNOP, comme les représentants d'autres professionnels de santé, s'implique fortement.

Pendant que certains pensent qu'en matière de médicaments, seule la connaissance des prescriptions des médecins suffirait, il attire l'attention sur l'opportunité d'une participation effective des pharmaciens à la partie thérapeutique.

La position soutenue est la suivante : il existe très souvent des différences entre la prescription des médecins et la dispensation des pharmaciens :

- les médicaments peuvent avoir été substitués par les pharmaciens (si le princeps est identique, les excipients ne le sont pas et peuvent générer des effets secondaires. Il existe en effet des excipients à effet notoire, pouvant entrer dans la composition des princeps ou des génériques) ;

- les médicaments ne sont pas toujours achetés par les patients. Dans ce cas, il serait à tout le moins gênant de prévoir des contre-indications éventuelles entre médicaments qui n'auraient pas été délivrés ;

- les patients peuvent acquérir des médicaments de prescription facultative [MFP] (14 % du total des médicaments) Ainsi, un ibuprofène délivré à la suite d'une prescription médicale serait à intégrer dans un dossier médical et non celui conseillé par un pharmacien ? Ils peuvent pourtant générer les mêmes contre-indications.

41

Seuls les pharmaciens, professionnels de santé à part entière, selon le Code de la Santé publique, et soumis en conséquence au secret professionnel, sont possesseurs de la totalité de ces informations.

De plus, le projet de loi prévoit une application dès juillet 2007. Or les débats font état de difficultés prévisibles concernant cette date de mise en œuvre, en particulier en raison de la non utilisation systématique de l'informatique de certains médecins.

Il attire en conséquence l'attention sur le fait que les pharmaciens sont TOUS informatisés, étant habitués à télétransmettre les dossiers de facturation des assurés aux caisses de sécurité sociale.

Il pense donc que pour la partie thérapeutique, les pharmaciens doivent être les acteurs essentiels et actifs du DMP et présente les atouts des pharmaciens.

Les pharmaciens ont dans leur ordinateur plusieurs sortes de fiches : patients, caisses d'assurance maladie, prescripteurs, médicaments, etc.

Pour chaque patient le pharmacien possède donc un dossier professionnel. Ce dossier informatisé est créé par assuré, mais il individualise chaque bénéficiaire. Il indique :

- des données administratives (nom, adresse, n° de sécurité sociale, CPAM, mutuelle éventuelle) ;

- des données diverses : âge de la personne, état particulier (grossesse...), allergies éventuelles etc.

- les ordonnances dispensées, indiquant les coordonnées du prescripteur et la date de dispensation.

Chaque fois qu'une ordonnance est dispensée, elle s'ajoute aux précédentes. Ainsi se constitue un historique, généralement conservé au minimum deux ans. Il permet donc :

- d'appeler à l'écran le dossier du patient, non seulement pour sécuriser la dispensation d'une ordonnance, mais aussi pour éclairer un conseil de médication officinale. Au moment de la dispensation, le logiciel génère une alerte en cas de contre-indication, interaction, dosage inadapté, etc., soit au sein de l'ordonnance présentée, soit avec des dispensations précédentes. Ces alertes sont soumises au jugement du pharmacien. Celui-ci, sous sa responsabilité, engage ou non une action, qui peut nécessiter un contact avec le prescripteur. Ce contact est actuellement le plus souvent téléphonique, ne laissant ainsi aucune trace écrite. C'est cette traçabilité que vise à assurer l' "opinion pharmaceutique", avis formalisé et normalisé du pharmacien quand il décèle un problème possible. L'adhésion de la profession à ce nouveau concept dépend essentiellement de la facilité à écrire l'opinion sans perte de temps. Le CNOP l'a donc proposée à toutes les SSII, pour que ces dernières l'intègrent dans les logiciels utilisés par les officines.

- de demander au logiciel, à quels patients un médicament a été dispensé. Cette requête ciblée est précieuse lors d'un retrait de médicament qui appelle un arrêt immédiat de sa consommation ou un conseil particulier. Exemple : pour les statines concernées lors d'un récent retrait, il suffisait d'entrer le nom du médicament concerné, pour ensuite appeler et conseiller chaque patient par rapport au retrait, car l'annonce à la télévision provoque souvent un certain affolement. La relation sécurisante ainsi établie est très appréciée des patients.

Il rappelle enfin que les pharmaciens ont su montrer leur grande capacité de réaction, en particulier lors du déploiement de la carte Sésame Vitale et du développement de la substitution. TOUS les pharmaciens utilisent cette carte vitale et télétransmettent les données.

Pour toutes ces raisons, utilité du DMP, informatisation des pharmaciens, existence de l'historique des traitements dans les ordinateurs des pharmaciens, connaissance de la totalité des traitements – y compris de médication officinale – le CNOP insiste pour que les pharmaciens ne soient pas ignorés dans les débats sur l'article 2 du projet de loi.

Les interventions des autres professionnels de santé sont également nombreuses, et finalement la profession comme d'autres, est entendue: en lieu et place de "médecin", le projet de loi définitif indique le terme générique de **professionnel de santé,** dont font partie intégrante les pharmaciens.

Parallèlement à cet article 2, le projet de loi dans l'article 21, permet aux médecins à l'occasion des soins qu'ils délivrent à leurs patients, d'accéder aux informations dont l'assurance maladie dispose au cours de la période récente, via la carte vitale. Il s'agit des données issues des procédures de remboursement ou de prise en charge (c'est le dossier appelé communément "Web médecin", qui prendra par la suite le nom de "historique des remboursements"). Ce "Web médecin" fait l'objet d'observations que nous étudierons plus loin. Est-il destiné à être concrètement le DMP ?

IV. <u>Le DMP dans la loi du 13 août 2004</u>[43]

Après 2 jours de débats fournis – 300 amendements sur le DMP -, le mardi 7 juillet 2004 matin, par 57 voix contre 24, l'article 2 du projet de loi est voté à l'assemblée nationale.

Et c'est finalement après un "marathon" législatif sans précédent (procédure d'urgence déclarée devant l'Assemblée nationale et le Sénat, examen en commission mixte paritaire) que la loi n° 2004-810 relative à l'assurance maladie est votée le 13 août 2004 et publiée au journal officiel du 17 août 2004.

La réforme est ambitieuse sur le plan de la maîtrise des dépenses de santé, elle concerne l'organisation et la qualité des soins, son efficacité, la gouvernance du système de santé. Parmi ces dispositions, trois nouveaux articles législatifs, insérés dans le Code de la Sécurité Sociale (articles L.161-36-1 à L.161-36-4), posent les grandes lignes des principes applicables au DMP.

La coordination censée permettre une économie de 3,5 milliards d'euros des soins est en partie assurée par le DMP qui doit être l'objet d'un décret d'application après avis de la Commission nationale de l'informatique et des libertés [CNIL], des conseils nationaux de l'ordre des professions de santé et du conseil supérieur des professions paramédicales.

Les objectifs sont clairement énoncés. Il s'agit de « ...*favoriser la coordination, la qualité et la continuité des soins, gages d'un bon niveau de santé...* ». Le DMP devrait ainsi améliorer la pertinence du recours au système de soins, permettre d'éviter des examens redondants et lutter contre l'iatrogénie.

Le DMP se crée naturellement dans le respect des règles posées par la loi relative aux droits des malades et à la qualité du système de santé du 4 mars 2002[44], qui consacre le droit à l'accès direct du patient aux informations médicales le concernant, renforçant et facilitant par là même son droit à l'information sur son état de santé.

Les dispositions du Code de la Sécurité Sociale instituant le carnet de santé pour les patients de plus de 16 ans sont définitivement supprimées. Dorénavant, on n'est plus obligé de conserver ce carnet, ni de le présenter. Le volet médical de la carte Vitale 2 qui devait lui succéder est abandonné. Seul le carnet de santé de l'enfant reste, quant à lui, toujours en vigueur.

Quelles sont les modalités du DMP ? La loi apporte certaines réponses, qui seront pourtant sans cesse remises en cause, preuve qu'elle n'est pas encore assimilée dans les esprits et que l'adhésion se révélera difficile.

Revenons à ces modalités et aux réponses apportées depuis1996 :

1. **Personnes concernées**

Le dossier médical est conçu au bénéfice de chaque assuré social qui devrait en disposer à l'horizon 2007 :

« … ***chaque bénéficiaire*** *de l'assurance maladie dispose, dans les conditions et sous les garanties prévues à l'article L.1111-8 du code de la santé publique et dans le respect du secret médical, d'un dossier médical personnel… »*.

2. **Contenu du DMP**

Ce dossier est *« constitué de l'ensemble des données mentionnées à l'article L.1111-8 du même code, notamment des informations qui comprennent le suivi des actes et prestations de soins. Le dossier médical personnel comporte également un volet spécialement destiné à la prévention… »*.

Plus précisément, il s'agit des *« données de santé à caractère personnel, recueillies ou produites à l'occasion des activités de prévention, de diagnostic ou de soins… »*.

Néanmoins, comme toujours, beaucoup de textes se recoupent, ce qui ne facilitera pas toujours la mise en œuvre opérationnelle. Ainsi nombre d'entre eux régissent ces données de santé : des textes communautaires et des textes de droit interne.

a)   Communautaires

- Recommandation du Comité des Ministres du Conseil de l'Europe[45], relative à la protection des données médicales du 13 février 1997

- Charte des droits fondamentaux de l'Union Européenne du 18 décembre 2000[46]

- Article 6 de la convention n° 108 du Conseil de l'Europe du 28 janvier 1981[47]

- Article 8 de la directive européenne du 24 octobre 1995[48]

b)   De droit interne

La loi du 6 janvier 1978[49] relative à l'informatique et aux libertés notamment modifiée par la loi du 6 août 2004 relative à la protection des personnes physiques à l'égard des traitements de données à caractère personnel, définit comme suit la donnée à caractère personnel :

« *Constitue une donnée à caractère personnel toute information relative à une personne physique identifiée ou qui peut être identifiée, directement ou indirectement, par référence à un numéro d'identification ou à un ou plusieurs éléments qui lui sont propres. Pour déterminer si une personne est identifiable, il convient de considérer l'ensemble des moyens en vue de permettre son identification dont dispose ou auxquels peut avoir accès le responsable du traitement ou toute autre personne* ».

La donnée à caractère personnel inclut à l'évidence la donnée de santé, définie comme une « donnée sensible ». La donnée de santé se compose d'informations médicales.

Le législateur en a dressé une liste à l'article L.1111-7 du Code de la Santé publique (issu de la loi sur les droits des malades). Il s'agit des informations :

« *qui sont formalisées et ont contribué à l'élaboration et au suivi du diagnostic et du traitement ou d'une action de prévention, ou ont fait l'objet d'échanges écrits entre professionnels de santé, notamment des résultats d'examen, comptes rendus de consultation, d'intervention, d'exploration ou d'hospitalisation, des protocoles et prescriptions thérapeutiques mis en œuvre, feuilles de surveillance, correspondances entre professionnels de santé, à l'exception des informations mentionnant qu'elles ont été recueillies auprès de tiers n'intervenant pas dans la prise en charge thérapeutique ou concernant un tel tiers* ».

Dans les recommandations émises par l'Agence Nationale d'Accréditation et d'Evaluation en Santé[50] [ANAES], l'arrêté du 5 mars 2004 précise notamment ce qu'est une information de santé formalisée :

« *Il s'agit des informations auxquelles est donné un support (écrit, photographie, enregistrement, etc...) avec l'intention de les conserver et sans lequel elles seraient objectivement inaccessibles. Ces informations sont destinées à être réunies dans ce qu'il est habituel d'appeler le dossier de la personne* ».

Les simples notes des professionnels de santé ou les discussions d'équipes médicales s'en trouvent par exemple exclues (antécédents familiaux, habitudes de vie, situation sociale...).

En tout état de cause, toutes les informations du DMP constituent des informations qui relèvent du cercle de la vie privée et bénéficient donc d'une protection particulière. Elles sont à ce titre soumises au secret professionnel.

3. **Stockage des données**

Ces données sont stockées auprès d'hébergeurs. L'idée de la carte est, on l'a vu, abandonnée.

C'est l'article L.1111-8 du Code de la Santé publique, issu de la loi du 4 mars 2002 et expressément visé par la loi relative à l'assurance maladie, qui prévoit l'existence d'hébergeurs de données de santé à caractère personnel.

Les hébergeurs sont des personnes physiques ou morales agréées, auprès desquelles pourront être déposées des données de santé :

« *Les professionnels de santé ou les établissements de santé ou la personne concernée* » peuvent « *déposer des données de santé à caractère personnel, recueillies ou produites à l'occasion des activités de prévention, de diagnostic ou de soins, auprès de personnes physiques ou morales agréées à cet effet. Cet hébergement de données ne peut avoir lieu qu'avec le consentement exprès de la personne concernée* ».

Ce type de traitement s'effectue bien évidemment dans le respect de la loi Informatique et libertés.

La prestation d'hébergement fait l'objet d'un contrat et d'un décret en Conseil d'Etat, sur lequel l'Ordre des pharmaciens, comme d'autres ordres, est invité à donner son avis. Il fixera la procédure d'agrément applicable aux hébergeurs.

4. **Confidentialité**

Elle est réglementée car « *seuls peuvent accéder aux données ayant fait l'objet d'un hébergement les personnes que celles-ci concernent et les professionnels de santé ou établissements de santé qui les prennent en charge et qui sont désignés par les personnes concernées selon des modalités fixées dans le contrat...* » et doit s'effectuer dans le respect du droit à la vie privée et du droit au secret des informations concernant le patient.

La loi précise par ailleurs que « *Les hébergeurs tiennent les données de santé à caractère personnel qui ont été déposées auprès d'eux à la disposition de ceux qui les leur ont confiées. Ils ne peuvent les utiliser à d'autres fins. Ils ne peuvent les transmettre à d'autres personnes que les professionnels de santé ou établissements de santé désignés dans le contrat ... »*.

Enfin, lorsqu'il est mis fin à l'hébergement, l'hébergeur a une obligation de restitution des données qui lui ont été confiées, au professionnel, à l'établissement ou à la personne concernée ayant contracté avec lui, sans en garder de copie.

5. <u>Professionnels de santé concernés</u>

a) Le médecin

La loi sur l'assurance maladie donne au médecin traitant une place importante en matière de coordination des soins. L'instauration du dossier médical, ainsi qu'il a été précisé, poursuit cet objectif et prévoit donc l'intervention du médecin traitant, rappelant l'idée du médecin référent.

La loi indique à ce propos que « *le médecin traitant participe à la mise en place et à la gestion du dossier médical personnel... »*.

Tout autre médecin, amené à dispenser ses soins à un patient qui ne l'aurait pas choisi comme médecin traitant, interviendra également dans le cadre du dossier médical personnel. En effet, la loi fait référence aux conventions nationales conclues entre les médecins et les organismes d'assurance maladie, en précisant que l'adhésion et le maintien à ces conventions par les médecins sont subordonnés à la « *consultation ou à la mise à jour du dossier médical personnel de la personne prise en charge par le médecin »*.

Cela signifie en clair que, pour être conventionné par l'assurance maladie, un médecin devrait obligatoirement effectuer ces opérations. La date d'application de cette disposition est fixée au 1er janvier 2007.

b) Les autres professionnels de santé

Aux côtés des médecins, d'autres professionnels de santé sont également appelés à **intervenir** dans le cadre du dossier médical personnel.

La loi prévoit en effet que « *chaque professionnel de santé, exerçant en ville ou en établissement de santé, quel que soit son mode d'exercice,* **reporte** *dans le dossier médical personnel, à l'occasion de chaque acte ou consultation, les éléments diagnostiques et thérapeutiques nécessaires à la coordination des soins de la personne prise en charge. En outre, à l'occasion du séjour d'un patient, les professionnels de santé habilités des établissements de santé reportent sur le dossier médical personnel les principaux éléments résumés relatifs à ce séjour* ».

La loi vise de manière très large « **chaque professionnel de santé,** *exerçant en ville ou en établissement de santé, quel que soit son mode d'exercice* ».

Les pharmaciens sont donc à ce titre pleinement concernés car, rappelons en effet que les professions de la pharmacie figurent au Livre II de la Quatrième partie du code de la santé publique intitulée "Professions de santé".

6. Droit d'opposition du patient

Le partage de ces informations entre professionnels de santé est autorisé par l'article L.1110-4, sauf opposition de la personne dûment avertie. Lorsque le patient est soigné en milieu hospitalier, les informations le concernant sont réputées confiées par lui à l'équipe de soins.

Ainsi le patient doit donner aux professionnels de santé, à chaque consultation ou hospitalisation, l'autorisation d'accéder à son DMP et de le compléter.

A titre de comparaison, s'agissant de la consultation des données issues des procédures de remboursement ou de prise en charge, « *le bénéficiaire des soins donne son accord à cet accès en permettant au médecin d'utiliser la carte vitale (article L.162-4-3 nouveau)* ».

Les droits issus de la loi informatique et libertés : L'article 57 de la loi informatique et libertés, telle que récemment modifiée, prévoit que les personnes auprès desquelles sont recueillies des données à caractère personnel ou à propos desquelles de telles données sont transmises sont, avant le début du traitement de ces données, individuellement informées :

- de la nature des informations transmises ;

- de la finalité du traitement des données ;

- des personnes physiques ou morales destinataires des données ;

- du droit d'accès et de rectification (...) [c'est-à-dire droit de correction à l'égard de données qui s'avéreraient inexactes] ;

- du droit d'opposition (...).

En théorie, le patient peut donc faire valoir l'ensemble de ces droits, dans le cadre du DMP.

7. L'accès au dossier médical

Cet accès :

- ne peut être exigé en-dehors des cas prévus par la loi,

- est **interdit** lors de la conclusion d'un contrat relatif à une protection complémentaire en matière de couverture des frais de santé et à l'occasion de tout autre contrat exigeant l'évaluation de l'état de santé d'une des parties

- n'est pas admis à l'égard de la médecine du travail.

Tout manquement à ces dispositions donne lieu à l'application des peines prévues à l'article 226-13 du code pénal, qui sanctionne la violation du secret professionnel (1 an d'emprisonnement et 15 000€ d'amende).

8.   L'obligation d'utilisation

Le refus par les professionnels de santé de reporter dans le DMP les éléments issus de chaque acte ou consultation **peut** faire l'objet d'une pénalité prononcée par le directeur de l'organisme local d'assurance maladie, après avis d'une commission composée et constituée au sein du conseil de cet organisme.

Pour les patients, **le niveau de prise en charge par l'assurance maladie des actes et prestations de soins sera fonction de son autorisation donnée ou non.**

La CNIL puis le Conseil constitutionnel se sont prononcés chacun pour ce qui les concerne sur cette question spécifique du niveau de prise en charge du remboursement du patient.

Par un avis en date du 10 juin 2004[51], la CNIL a notamment estimé que les dispositions instituant le DMP et liant le niveau de remboursement des soins à l'accès du professionnel de santé à ce dossier, étaient justifiées par un **motif d'intérêt public important**, l'ensemble du dispositif visant à sauvegarder l'assurance maladie.

Le Conseil constitutionnel a rendu pour sa part une décision le 12 août 2004[52], au terme de laquelle il a rappelé les garanties entourant l'instauration du DMP (secret professionnel, respect du droit à la vie privée, respect de la loi informatique et libertés,...) et considéré à ce propos que le législateur avait opéré entre les différentes exigences en présence, à savoir l'amélioration de la qualité des soins et la réduction du déséquilibre de l'assurance maladie, une conciliation n'apparaissant pas manifestement déséquilibrée.

V. **La mise en œuvre opérationnelle**

« Pour que le DMP fonctionne, il doit être simple, se faire de manière progressive, graduée ou ça ne se fera pas » déclare Dinorino Cabrera, Président du syndicat des médecins libéraux, lors de l'université d'été de son syndicat[53].

« Les obstacles sont techniques, car il faut pour maîtriser le DMP un savoir faire informatique que tous les médecins n'ont pas » concède Bernard Huynh, Président de l'Union Régionale des Médecins Libéraux [URML] d'Ile-de-France dans une dépêche APM [Agence de Presse Médicale] de septembre 2004.

Alors que M. Xavier Bertrand, alors Secrétaire d'Etat, dans une dépêche APM du 29 septembre 2004[54] indique qu'il rejette clairement l'idée d'une augmentation des honoraires justifiée pour la participation des médecins au DMP, le docteur Paul Hamon, membre de la coordination des médecins libéraux, s'exprime dans le *Quotidien du Médecin*[55] : *« tenir le DMP va demander du temps et des investissements aux médecins. Ceux-ci devront être correctement rémunérés pour ce travail supplémentaire ».*

Le *Quotidien du Médecin* du 15 octobre 2004[56], quant à lui interroge : *que contiendra ce fameux DMP ? Comment s'effectuera l'expérimentation, sur les patients en ALD ou dans plusieurs régions pilotes ?*

On le lit, la mise en œuvre va se révéler délicate et ce d'autant plus que le DMP reste encore un concept flou. La loi fixe naturellement les objectifs, évoque les moyens, donne déjà certaines réponses, mais ne précise pas les conditions et les modalités de la mise en œuvre. Les acteurs doivent maintenant s'approprier la loi.

Le *Figaro Economie* du jeudi 14 octobre 2004[56], donne le résultat d'un sondage BVA-Impact médecine, réalisé auprès des médecins généralistes : pour **61%** le DMP représentera un réel progrès, notamment pour le suivi des patients même s'il impose des contraintes supplémentaires au corps médical.

On peut donc subodorer que beaucoup de chemin reste à faire pour ne pas se retrouver dans la situation de rejet de 1996... et si le projet est simple dans son énoncé, il n'en reste pas moins que sa mise en œuvre se révèle complexe.

1. **Modalités de mise en œuvre**

Le DMP permet à toute évidence de collecter des données, de les conserver, les protéger et enfin de les mettre à disposition. Mais, plus précisément :

- quelles données ?

- collectées par qui et comment ?

- accessibles à qui et comment ?

- selon quel déploiement ?

a) Collecte et accès aux données des professionnels de santé

Aux amphis de la santé, le 28 septembre 2004,[57] le secrétaire d'état Xavier Bertrand, est catégorique : seuls les médecins pourront avoir accès au DMP, même s'il n'écarte pas la possibilité d'accès à d'autres professionnels **à l'avenir**.

Pourtant, concernant les pharmaciens, l'USPO [Union des Syndicats de Pharmaciens d'Officine], syndicat à cette date non représentatif de la profession, mène une enquête en vue des futures négociations avec l'UNCAM. 911 confrères répondent à cette enquête, menée entre août et octobre 2004. Gilles Bonne fond, dans une dépêche APM du 22 octobre 2004[58], indique que 85% des pharmaciens sont favorables à un accès des pharmaciens au DMP, permettant un partage de l'information avec les autres acteurs de santé et un suivi des traitements.

Dans ces conditions, le deuxième fascicule adressé en octobre 2004[59] aux professionnels de santé jette le trouble chez les pharmaciens, pourtant convaincus de leur plein droit au vu de la loi.

En effet, ce fascicule reprend l'accès limité et gradué au DMP : « *un accès progressif pour les pharmaciens et autres professionnels de santé : Dans le cadre du déploiement du DMP,* **dans un premier temps seuls les médecins et les services d'urgence auront accès** *au dossier en accord avec le patient. Toutefois les pharmaciens auront la possibilité* **d'alimenter** *le dossier médical, notamment par la délivrance médicamenteuse qui fait déjà l'objet d'une transmission électronique* ».

Dans un premier temps ? Et alimenter ? Les pharmaciens ne comprennent plus quelle est la logique poursuivie, alors que

- la loi est claire ?

- tous les pharmaciens sont informatisés ?

- ils sont seuls à avoir certaines données.

Xavier Bertrand, sans pour autant complètement clarifier la situation, tempère ses propos initiaux le 14 Octobre 2004. Il répond à une interview dans le *Quotidien du Pharmacien* : « *si l'on décide d'avoir une action résolue pour éviter les interactions médicamenteuses, on ne peut imaginer que les pharmaciens soient exclus de la partie traitement. Cependant les médecins demandent que le DMP soit dans un premier temps, construit autour de la relation de confiance et personnelle qu'ils ont avec leurs patients. C'est cette équation que nous devons résoudre. Mais au fond si les pharmaciens veulent avoir accès à une information exhaustive des traitements, il peut être mis en place* **une application spécifique aux pharmaciens pour répondre à leurs attentes** *et dans un premier temps le DMP pourra se construire entre le médecin et le patient* ».

C'est sur ce principe que le CNOP proposera le concept de dossier pharmaceutique, que nous verrons plus tard.

b)   Contenu du DMP

Le DMP ne remplace pas le dossier individuel des professionnels de santé ou du service hospitalier. Il ne se substitue pas non plus à celui des réseaux de soins de maladies identifiées.

Alors que certains veulent une certaine exhaustivité des données, d'autres au contraire, tel M. Xavier Bertrand, n'y voient que quelques éléments afin que le DMP soit opérationnel (nom assuré, date de consultation, traitements suivis, examens complémentaires).

M. Alain Coulomb, alors directeur de l'ANAES [Agence Nationale d'Accréditation et d'Evaluation en Santé], rappelle quant à lui les objectifs du DMP et indique « *on ne peut pas demander au DMP de tout faire, attention à ne pas charger la mule* ».

Faut-il y introduire ordonnances prescrites, comptes rendus de rendez-vous, résultats biologiques, clichés radiologiques, lettre de sortie d'hôpital, etc ?

Ces deux sujets, accès et contenu du DMP, parmi d'autres (comment activer le DMP et selon quel déploiement ?) montrent à l'évidence le besoin de clarification. Pour avancer, M. Douste-Blazy, alors ministre de la santé, missionne M. Alain Coulomb, pour tenir un séminaire à Roissy du 14 au 16 Octobre 2004.

Ce séminaire a pour objectif selon l'ANAES de « *permettre aux acteurs invités de plancher sur le plan de départ du DMP et de s'assurer que les médecins sont prêts* ». Dans un souci de concertation apprécié de la profession, le CNOP, la FSPF et l'USPO sont invités.

Et tous unis, ils reprennent les arguments développés préalablement et promeuvent l'idée que les pharmaciens peuvent être des acteurs essentiels concernant le volet thérapeutique du DMP.

Nous ne reprendrons pas les conclusions non rendues publiques de ce séminaire tenu à huis clos. Néanmoins, de nombreuses dépêches APM ont repris que les participants ont trouvé ce séminaire intéressant et constructif par son aspect "concertation", mais que de grandes incertitudes et de grands doutes planaient quant à la faisabilité du DMP pour 2007.

Il est par ailleurs clairement évoqué qu'il faut une communication importante et une structure à part entière pour piloter cet ambitieux projet. Ces deux actions se mettent en place.

2. **Communication**

Afin de faire adhérer l'ensemble des professionnels de santé et le public à cette réforme, de lever les freins psychologiques, les pouvoirs publics se lancent dans une grande campagne d'information.

Les pharmaciens participent activement à cette information puisqu'ils distribuent dans leur officine un petit fascicule destiné au grand public.

3. **Structure de pilotage : le GIP-DMP**

L'arrêté du 11 avril 2005[60] crée le Groupement d'Intérêt Public [GIP], groupement de préfiguration du DMP - 14 avenue Duquesne à Paris.

Les membres en sont : l'Etat, la Caisse Nationale d'Assurance Maladie des Travailleurs Salariés [CNAMTS], la Caisse des Dépôts et Consignations [CDC]. Il a pour objectif *de préparer les dispositions juridiques, organisationnelles, financières et logistiques du futur organisme gestionnaire du DMP et d'en assurer les premières réalisations.*

Il bénéficie du financement par le Fonds d'Aide à la Qualité des Soins de Ville [FAQSV].

L'arrêté du 13 Avril 2005[61] compose le conseil d'administration du GIP : outre les membres de droit (Direction de la Sécurité Sociale [DSS], Direction Générale de la Santé [DGS], Direction de l'Hospitalisation et de l'Organisation des Soins [DHOS], chef de la mission d'information des systèmes de santé) sont nommés :

- le Président du conseil d'administration M. Pierre Bivas – ancien conseiller de Jacques Barrot au ministère des affaires sociales-,

- le vice-Président M. Dominique Coudreau - magistrat à la cour des comptes et ancien directeur de l'Agence Régionale d'Hospitalisation d'Ile-de-France et,

- M. Jacques Beer-Gabel - ancien directeur des systèmes d'information de la Société Générale.

Un comité d'orientation[62] assiste le GIP par des avis ou des propositions. Il est composé de représentants des professionnels de santé ou des patients, de personnes désignées par le ministre des solidarités, de la santé et de la famille. Le CNOP, la FSPF et l'USPO participent au comité d'orientation.

Le GIP, ainsi mis en place, se met au travail et s'attaque aux chantiers, parmi lesquels :

- Concertations avec les associations de patients et les professionnels de santé
- Définitions des données de santé à caractère personnel qui pourront figurer dans le DMP
- Définitions des conditions d'hébergement et d'accès au DMP (consultation – modification)
- Pilotage et suivi de la mise en œuvre des expérimentations sur des sites pilotes

Alors que le compte à rebours pour 2007 est lancé et qu'une méthodologie précise doit se mettre en place, on assiste encore à de nombreux débats. Les différents acteurs ont la sensation qu'on « s'englue » encore. Les actions concrètes de mise en oeuvre ne sont pas encore « palpables » et le pré planning n'est pas respecté. L'appel à hébergeur, toujours non réalisé, est reporté à la mi-juillet.

Pourtant, Xavier Bertrand avait confirmé au MEDEC 2005[63] que le DMP serait opérationnel en temps et en heure, 2007 pouvant être une première marche : « *Il ne s'agit pas de bâtir une cathédrale, mais de mettre au point un outil simple et performant. Le DMP est un escalier qui se gravira marche par marche* ».

Dans ce même temps, Alain Coulomb, directeur de la Haute Autorité de Santé [HAS] relevait lors de ce MEDEC que si le DMP est un projet ambitieux, on mesure parfois un réel décalage entre l'ambition politique et la perception des acteurs de terrain qui valident de façon unanime le concept et les bénéfices que l'on peut en attendre, mais doutent de sa faisabilité, notamment dans les conditions annoncées. Il recommandait par ailleurs instamment qu'il soit d'un usage simple.

Le Conseil National de l'Ordre des Médecins [CNOM] réalise un numéro spécial de son bulletin en mars 2005[64], dont l'éditorial est évocateur : « *la boite de Pandore est ouverte* ».

Et, alors que M. Xavier Bertrand annonce le 13 juin 2005[65] au colloque parlementaire consacré à la reforme de l'assurance maladie, que « *le dossier du DMP va passer à la vitesse supérieure*, rappelant *la priorité que le gouvernement attache à la mise en œuvre rapide du DMP* », M. Dominique Coudreau exprime le 23 juin 2005 lors d'une réunion-débat des Amphis de la Santé[66] ses doutes les plus forts sur le respect des délais impartis pour déployer le DMP. Son idée est de travailler en centaines de milliers de dossiers à fin 2005 et de voir s'il est possible de passer la barre du million en 2006.

Lors de ce même colloque parlementaire du 16 juin 2005, beaucoup d'autres expriment leurs réticences. Jean de Kervasdoué (professeur au Conservatoire des Arts et métier et ancien directeur des hôpitaux) relève en particulier la faiblesse des moyens mis en œuvre : 8,7 milliards d'euros prévus sur 10 ans par le National Health System [NHS] britannique alors que le GIP ne dispose que d'une avance de 5 millions d'euros ainsi que d'une ligne budgétaire de 15 millions d'euros à valoir sur le Fonds d'Aide à la Qualité des Soins de Ville [FAQSV].

D'autres évoquent les difficultés de connexion haut débit sur le territoire, le niveau d'informatisation et la "vétusté" du parc informatique des professionnels de santé, notamment des médecins généralistes (anciens appareils qui ne supportent pas les connexions haut débit).

Le député Jean Marie LeGuen, par ailleurs médecin, confirme : « *le terme de DMP recouvre encore des choses très différentes et l'on a fait une promesse très forte avec une absence complète de financement et dans un calendrier intenable* ».

De plus, alors que M. Xavier Bertrand indique que les sites pilotes pour l'expérimentation qui sera menée à l'automne 2005 seront choisis à partir des expériences locales déjà menées (APM du 26 juin 2005[67]), M. Dominique Coudreau, aux Amphis de la santé, partage l'analyse surtout en termes de délais, d'une évaluatrice de réseau : « *les expériences actuelles de dossier médical informatisé sont artisanales et demandent beaucoup de temps pour être étendues à l'ensemble d'un bassin de population* ».

Et revenant sur le contenu, le président de la HAS, M. Laurent Degos, dans une dépêche APM du 29 juin 2005[68] le souhaite le plus synthétique possible et exprime sa volonté d'adjoindre ses travaux, en proposant aux médecins que dès qu'ils indiquent un diagnostic, ils puissent voir aussitôt la recommandation clinique en médecine.

M. Xavier Bertrand, le 26 juin 2005, réitère quant à lui : « *Plus nous avançons, plus nous simplifions le DMP : nous avons toujours indiqué que ce qui était important à nos yeux c'est que 2007 soit la première étape du DMP avec deux aspects prioritaires, lutter contre la iatrogénie et lutter contre les redondances dans les examens.* »

Pour conclure, le rapport 2005[69] du Haut Conseil pour l'avenir de l'assurance maladie énonce ses regrets : « *le déploiement des mesures lui-même n'est pas aussi immédiat qu'espéré ou annoncé. C'est le cas du DMP. Le Haut Conseil souligne à ce titre l'urgence de la publication des textes juridiques qui l'encadrent* » et complète « *Il importe d'aller jusqu'au bout des logiques qui ont été enclenchées, d'assurer le déploiement des dispositifs prévus et de leur donner une traduction opérationnelle cohérente avec l'ambition de départ. Ainsi, il ne faut pas rogner sur l'ambition du DMP et mettre les moyens organisationnels à hauteur de l'enjeu* ».

Ce rapport est très explicite et même si les différents acteurs ne sont pas enthousiastes, loin d'être défaitiste, Pierre Bivas assure que le processus est accéléré et confirme que le déploiement s'appuiera sur des expérimentations régionales préexistantes.

Ainsi, de nombreuses consultations se font avec les membres du comité d'orientation. Elles se solderont par l'organisation d'un 2ème séminaire en juillet 2005, à huis clos (à nouveau, les conclusions ne seront pas divulguées dans ce document pour des raisons de confidentialité).

Las, après ce séminaire constructif, la confusion est à son comble : le Président M. Pierre Bivas est démis de ses fonctions par le ministre de la santé le 25 juillet. L'organigramme est revu. M. Coudreau devient président, M. Beer-Gabel directeur général.

Le journal *Le Monde*[70] de ce jour, reprend que M. Bivas « *n'exprime aucun désaccord de fond avec le ministre* » et que le ministre indique « *il n'y a pas de désaccord stratégique* ». M. Coudreau explique « *il y avait probablement des différences d'appréciation comme dans toutes les équipes* » et tente de rassurer « *les priorités demeurent inchangées* ».

Toujours est-il que ce changement laisse les membres du comité d'orientation ... désorientés et de plus en plus inquiets sur le déroulé futur des opérations.

On le comprend, la tache est ardue : si l'objectif est fixé et compris, la stratégie de mise en œuvre reste toujours floue puisque variable. Les calendriers sont sans cesse revus, les méthodes envisagées pour le déploiement semblent contradictoires. Il devient donc urgent d'apporter des réponses concrètes pour avancer, notamment sur le contenu du DMP, les mécanismes de sécurité d'accès et sur l'architecture globale du système.

Car du retard a été pris dans l'élaboration des quatre décrets essentiels portant sur :

- l'hébergement,

- les identifiants patients (chaque personne devant être identifiée précisément),

- la confidentialité,

- le contenu et les conditions d'accès au DMP

Or, comment penser par exemple que des expérimentations puissent démarrer en réel, sans que le décret « hébergeurs » ne soit paru et que ceux-ci ne correspondent aux conditions d'agrément.

N'oublions pas que ces procédures d'agrément ont en plus des délais incompressibles et que le comité d'agrément n'existe encore pas.

Dans tout ce trouble, le CNOP, conformément à ses missions, y voit d'autant plus l'occasion d'affirmer concrètement les propositions qu'il a élaborées en concertation avec les syndicats représentatifs de la profession, pour le volet thérapeutique du DMP.

En particulier, le législateur l'a chargé par l'article L. 4231-1 alinéa 3 du Code de la Santé publique de « *veiller à la compétence des pharmaciens* ». Estimant que la lutte **contre la iatrogénie et la réduction de la redondance des soins** (pour les médicaments, se traduit par des redondances de prescriptions et des dispensations le plus souvent à l'insu des médecins et des pharmaciens) sont des enjeux majeurs de santé publique, il élabore un concept qui permettrait aux pharmaciens d'améliorer leur compétence dans ces deux cibles et donc de répondre aux attentes du législateur. Ainsi naît l'idée du dossier pharmaceutique [DP], qui a pour objectif de sécuriser la dispensation.

Le CNOP est d'autant plus conforté dans cette voie par :

- le rapport[71] de l' Agence Nationale d'Accréditation et d'Evaluation en Santé [ANAES], rendu public en septembre 2004, sur « *les coûts de la qualité et de la non qualité des soins dans les établissements de santé* ». L'agence, dans ce rapport, estime le coût des événements indésirables médicamenteux entre 0,4 et 2,3 milliards d'euros par an.

- La mise au point de l'Agence Française de Sécurité Sanitaire des Aliments et des Produits de Santé [AFSSAPS] de juin 2005[72] : prévenir la iatrogénèse médicamenteuse chez le sujet âgé.

Il présente donc régulièrement auprès de nombreux institutionnels sa proposition de DP, comme le futur « onglet » thérapeutique du DMP. Parallèlement le GIP-DMP avance et lance sur internet[73] l'appel d'offre pour la sélection des hébergeurs, en juillet 2005.

VI. Appel d'offre pour la sélection des hébergeurs "DMP"

Cet appel, qui vise à retenir au maximum six hébergeurs, concrétise enfin le DMP et représente la base d'un cadre opérationnel. Il aborde les aspects techniques mais il évite néanmoins toujours soigneusement certains sujets « sensibles » et avoue que le modèle de financement n'est toujours pas arrêté !

Mais il a le mérite de lancer la course ; les candidats ont 52 jours pour répondre! Voici quelques éléments de cet appel d'offre :

1. Le déploiement

Quatre phases vont se succéder, chacune devant être validée pour passer à la suivante. Les deux premières ont un espace d'initiative puisque elles ne répondent pas à un cahier des charges à proprement parler : des « cadres » sont donnés. La troisième correspond à un cahier des charges précis. Tout ce qui concerne la sécurité répondra à un cahier des charges spécifique.

- Mise au point d'un **démonstrateur de DMP** (septembre 2005 – 15 octobre 2005) il s'agit d'un prototype, qui fonctionne sur des dossiers fictifs.

- **Préfiguration** (15 octobre 2005 – 1er trimestre 2006) : elle correspond au lancement en situation réelle du prototype, avec de vrais patients qui signeront des contrats, de vrais établissements et professionnels de santé (charte entre hébergeur et professionnel) le tout en fonctionnant 24/24h, 7 jours par semaine (engagement de service). Plusieurs milliers de dossiers sont envisagés. Une seule société hébergera les sites de préfiguration retenus (restriction temporaire, dans l'attente du cahier des charges final).

- **Déploiement progressif** (1er trimestre 2006 – 1er trimestre 2007) : après une nouvelle consultation de candidats et un cahier des charges généralisé, déploiement auprès de personnes qui ont en priorité besoin d'avoir recours au DMP (ALD par exemple).

- **Généralisation** (courant 2007).

Ce déploiement appelle plusieurs observations :

- Le choix est de ne créer le cahier des charges définitif qu'APRES les deux premières phases, or,

- Un hébergeur pouvant n'être candidat qu'à partir de la phase 3, on pourrait se demander pourquoi travailler sur les 2 premières phases ? Certes pour le démonstrateur, les candidats percevront 20% du prix du démonstrateur le plus bas parmi les offres retenues, mais le travail de prospective est conséquent.

- L'espace d'initiative laissé dans les deux premières phases, créera plusieurs modèles de DMP. Les modèles non retenus feront-ils des "aigris" parmi les hébergeurs et les acteurs (patients et professionnels de santé) qui y auront travaillé et qui se seront habitués à leur fonctionnement ?

  - la phase 2, ne pourra commencer pour un hébergeur qu'après son agrément. Cette sagesse demande néanmoins que les textes sortent et que la procédure d'agrément soit effectuée. Quid du 15 octobre ?

  - les patients pouvant choisir leur hébergeur, les professionnels de santé [PS] doivent avoir une interopérabilité avec TOUS les hébergeurs, ce qui ne simplifie pas le projet.

L'appel d'offre indique que l'évaluation de la phase intermédiaire, phase 2, se basera sur :

- La montée en charge, le nombre et le taux d'utilisation,

- Les conditions d'utilisation par les acteurs de santé (temps de lecture, de remplissage, ...),

- La facilitation de la communication,

- La qualité du service,

- L'évaluation fonctionnelle, technique et économique.

2. L'identification des professionnels et des patients

a) Des professionnels et des établissements de santé :

Elle est essentielle, permettant bien sûr l'authentification lors de la connexion, mais aussi la gestion des droits d'accès selon les profils professionnels et les autorisations donnés par le patient.

Essentiellement, les professionnels de santé libéraux seront identifiés par leur carte dite "CPS", les établissements de santé par le n° FINESS ou SIRET.

b) Des patients :

Tout aussi essentielle, afin que le dossier ne soit pas attribué par erreur à un autre patient : elle se fera par le Numéro d'Identification de Santé [NIS], avec 8 signes alphanumériques.

Le dossier d'un patient aura pour Adresse Qualité Santé [AQS], la suite : H (pour hébergeur)+NIS. Cette AQS devrait être sur la carte sésame vitale 2.

Le processus global sera initialisé par les organismes d'assurance maladie, suivi d'un contrat signé avec l'hébergeur choisi par le patient.

3. La gestion des droits par le patient

Deux types de droits sont accordés par le patient aux professionnels de santé

- Lecture ou consultation (complète ou partielle)

- Ecriture ou alimentation (au fil de l'eau ou par lots)

L'accès au DMP, limité dans le temps, nécessite donc le consentement explicite du patient, soit par utilisation conjointe carte vitale et CPS, soit par accord selon le concept du mandat.

L'accès aux documents se fera par autorisation sélective : type de documents, profils de professionnels, période de temps –mandats, niveau d'autorisation– hiérarchisée selon la fréquence de rencontre avec le professionnel de santé. Le patient peut également décider que certains documents soient masqués (marque pour identifier ce masquage).

Les mandats permettent une intervention HORS la présence du patient. Ils définissent par défaut des modèles de profils.

- profil hospitalisation, qui permet à l'équipe de soins de l'établissement de santé en charge du patient de pouvoir accéder au DMP.

- Mandat urgence

- Mandat médecin traitant.

Le patient peut, quand il le souhaite, réduire ou élargir les autorisations pour les PS qu'il choisit (par internet ou par le centre d'appel téléphonique de l'hébergeur). Par ailleurs, toutes les interventions étant tracées, le patient aura accès à un journal des traces.

L'hébergeur lui même n'a pas accès au contenu des dossiers, corps des documents et données. Un médecin est responsable au sein de la société d'hébergement de ces garanties.

4.   Le format des documents

Les formats des documents envoyés seront standardisés. Les étiquettes (qui permettent d'organiser et ranger les nombreux documents dans le DMP) également.

Les différents types de documents peuvent être par exemple, les données administratives, les documents médicaux directement reportables (courriers, résultats biologiques, comptes rendus, **délivrance de médicaments**, renseignements issus des réseaux de soins). D'autres documents peuvent être saisis (antécédents par exemple).

Le patient a, dans son DMP, un espace privé qui lui est propre.

Les DMP sont archivés 20 ans. On peut noter que les établissements publics ou privés -qui participent à l'exécution de service public hospitalier- de santé, peuvent par l'administration des archives conserver de façon indéfinie les dossiers pour des raisons d'intérêt scientifique, statistique ou historique.

En conclusion, cet appel d'offre est porteur d'espoir, même s'il n'aborde que les aspects techniques. Il permet enfin de rentrer dans le concret. Il aura fallu beaucoup de temps pour en arriver là ! Mais l'enjeu est de taille.

Pour autant, la majorité des pays européens mettent en place un projet de dossier médical. Il semble que si une certaine unicité des objectifs existe, les réglementations, les délais et les moyens mis en œuvre divergent. Voici quelques exemples :

VII. Les dossiers médicaux en Europe

C'est le 3 mai 2004 que la Commission européenne a adopté un plan d'action relatif à la santé en ligne[74]. Il englobe tous les aspects de la santé électronique et fixe comme objectif la création d'un «espace européen de la santé en ligne». Il répertorie des mesures pratiques pour y parvenir en travaillant sur l'application de l'électronique

- aux dossiers médicaux,

- à l'identification du patient

- aux cartes de santé,

et en accélérant le déploiement de l'internet à haut débit, afin d'exploiter tout le potentiel des applications de la santé en ligne.

D'après la Commission européenne[75], « *l'utilisation d'outils de santé en ligne tels que les dossiers médicaux électroniques et l'aide à la gestion des flux de soins permettra de disposer en temps utile de données intégrées et exhaustives. L'extraction automatique de données à partir de systèmes de santé électroniques dont le fonctionnement est conforme aux exigences juridiques européennes en matière de protection des données et de la vie privée pourrait fournir des données manquantes qui faciliteraient l'évaluation correcte des ressources vraiment nécessaires et élimineraient la nécessité de remplir différents formulaires de demande de remboursement, ce qui représente une charge administrative énorme.*

Cet exemple montre bien le potentiel des systèmes et services de santé en ligne en matière de gain de productivité. Ce type d'initiatives s'inscrit dans le cadre des efforts de modernisation des systèmes de soins de santé.

Il faut aussi renforcer la mise en réseau, l'échange d'expériences et de données et l'évaluation comparative au niveau européen dans le secteur de la santé. Cela est d'autant plus nécessaire compte tenu du besoin d'améliorer l'efficacité et de l'accroissement de la mobilité des patients et des professionnels de santé dans un nouveau marché intérieur des services. A cet effet, il convient d'intégrer les informations cliniques, organisationnelles et économiques de tous les établissements de soins afin de faciliter l'établissement d'entreprises virtuelles au niveau des juridictions et au-delà. »

Les propositions contenues dans ce plan ont pour objectif d'améliorer la qualité des soins tout en réduisant à terme leur coût.

Ce plan d'action incite donc les États membres à élaborer des stratégies de santé en ligne nationales et régionales :

- Pour 2005, les États membres devraient établir leur propre feuille de route pour le développement de la santé en ligne. Pour cela ils doivent fixer des objectifs en matière d'intéropérabilité et d'utilisation des dossiers médicaux. Un portail de l'Union européenne sur la santé publique devrait être opérationnel afin d'offrir un point d'accès unique à l'information sur la santé.

- Pour 2006, les travaux devraient avoir bien progressé sur des aspects essentiels tels que l'élaboration d'une approche commune des données pour l'identification des patients, et la mise en place de normes qui permettront aux différents éléments des réseaux de soins de santé de dialoguer, lire et échanger les informations relatives aux patients (définition de normes d'interopérabilité pour les messages de données médicales et les dossiers médicaux électroniques.)

- D'ici à 2008, les réseaux d'information médicale devraient se répandre largement : ils fourniront des services via les réseaux à large bande, et tireront le meilleur parti des ressources grâce à la technologie des «grilles de calcul» augmentant considérablement la puissance de calcul et l'interaction entre des systèmes différents.

Ainsi, certains pays ont décidé de faire de la santé en ligne une de leur priorité afin d'améliorer l'efficience des soins et la productivité du secteur santé (réduction des délais d'attente, des lourdeurs administratives et amélioration de la qualité des soins).

Toutefois, en moyenne, en mars 2003 une étude[76] a montré que dans les 15 Etats membres de l'Union européenne, 48% des médecins utilisent des dossiers médicaux électroniques et 46% ont recours à l'internet pour transmettre des informations à d'autres professionnels de la santé aux fins de continuité des soins.

L'utilisation totalement interactive de l'internet pour la fourniture de soins aux patients, par exemple grâce aux consultations électroniques (12%) ou à la prise de rendez-vous en ligne (2%) ne semble en être qu'à ses débuts.

1. Le Danemark

Depuis le début des années 1990, la e-santé connaît une croissance importante au Danemark. Les objectifs des pouvoirs publics étaient :

- la réalisation d'économies de temps liées à l'automatisation des échanges (Les économies engendrées seraient de l'ordre de 22,5 millions d'euros pour le Danemark au total et de 1,9 millions d'euros par an pour l'assurance maladie danoise)

- la réduction du nombre d'erreurs (notamment lors de la recopie de données médicales) qui contribue ainsi à l'amélioration de la qualité des soins.

Une très forte implication de l'Etat, perceptible par les conséquents budgets alloués, a permis ces échanges d'informations entre les médecins et les autres professionnels de santé (le principal standard de communication adopté est EDIFACT [Electronic Data Interchange For Administration, Commerce and Transport].

Pour exemple, selon le ministère de la santé danois, 140 millions de Couronnes (environ 20,5 millions d'Euros) ont été dépensées par l'Etat entre 2002 et 2005 dans la mise en place du « *portail de santé électronique* ». Auxquelles on peut ajouter chaque année :

- 12 millions de Couronnes (environ 1,8 millions d'Euros) notamment pour le développement d'Internet, et du dossier patient électronique

- environ 10 millions de Couronnes Danoises (environ 1,5 millions d'Euros) pour les stratégies de développement des technologies de l'information en santé entre 2003 et 2007.

Il faut souligner de plus que ces budgets ne représentent qu'une partie des investissements danois en matière de e-santé puisqu'il ne s'agit que des budgets versés par le gouvernement central.

Or le système de santé danois est fortement décentralisé : chaque comté (qui peut être comparé au Land allemand) gère de façon presque totalement autonome son système de soins et les collectivités locales ont également un grand degré de liberté pour les actions de santé. Il faut donc ajouter à ces budgets les fonds apportés par ces structures plus locales.

Créé en 1994, Medcom a été un succès phénoménal puisque le nombre de messages échangés sur le réseau est passé d'un peu plus de 1 million en 1994 à plus de 22 millions en 2001. Ces messages couvrent de nombreux champs de l'exercice médical :

- La lettre de liaison entre professionnels de santé,

- Les résumés de sortie à la fin d'une hospitalisation,

- Les résultats d'analyses médicales,

- Les prescriptions d'analyses médicales,

De nouveaux services sont maintenant proposés aux patients, notamment un échange électronique entre le médecin et le patient :

- la prise de rendez-vous électronique,

- l'interrogation du médecin par mail

- le renouvellement d'ordonnance,

- l'envoi d'ordonnance par mail (du médecin au pharmacien),

Selon MedCom, 100 % des hôpitaux, 100 % des pharmacies, 100 % des praticiens assurant des consultations téléphoniques, 92 % des médecins généralistes, et 48 % des spécialistes sont concernés. Nous rappellerons que le Danemark compte 78 hôpitaux, 10 cliniques privées, 3500 médecins, 1100 médecins spécialistes, 330 pharmacies et 2700 dentistes. Par ailleurs, 70% des Danois disposent d'une connexion Internet à domicile[77].

Actuellement chaque mois, plus de 2,5 millions de messages sont échangés entre les professionnels de santé. Ainsi sont envoyées électroniquement 84% des lettres de sorties et 97% des résultats d'analyses aux médecins, 81% des ordonnances aux pharmaciens et 66% des feuilles de soins au remboursement des patients.

Par ailleurs, 95% des médecins utilisent le dossier patient électronique, ou dossier médical.

Le dossier médical, développé par l'agence du médicament danoise, est opérationnel depuis 2004. Chaque Danois dispose de ce dossier accessible via Internet. Si à terme on retrouvera l'histoire médicale complète du patient, il contient déjà toutes ses prescriptions depuis 2002. **Les médicaments en vente libre sans ordonnance ne sont pas intégrés** sauf s'ils ont été prescrits par un médecin. Il est envisagé que le patient rentre lui-même les médicaments sans ordonnance qu'il a pu se procurer (surtout dans le cas où ces médicaments peuvent également être achetés en supermarché).

Les pharmaciens accèdent exclusivement avec l'accord du patient à :

- la liste des médicaments prescrits et dispensés (si un médicament a été prescrit et n'a pas été acheté, le pharmacien ne le voit pas) ;

- l'état des remboursements du patient,

- la compliance du patient (sous forme de schémas)

- prochainement les allergies.

Les médecins ont naturellement accès à toutes les informations, et ce sans le consentement exprès du patient.

En consultant son dossier, le patient peut voir qui a consulté son dossier et quelle partie a été consultée.

2. L'Espagne : l'exemple andalou

Le système de santé en Espagne est régionalisé depuis 2002. Chaque région dispose par conséquent d'une autonomie dans ce domaine. L'Andalousie est la seule région espagnole à être aussi avancée en matière de carte de santé et de dossier électronique. Des réflexions ou des projets sont en cours dans d'autres régions espagnoles.

Le système d'information de santé intégré a été créé en 2003. Il s'articule autour d'un dossier médical informatisé, Diraya- « connaissance » en espagnol- un dispositif de prescriptions électroniques et des services d'informations générales administratives.

Il a nécessité 60 millions d'euros d'investissement et s'inscrit dans le plan global de développement des nouvelles technologies de la Junta de Andalucia (le gouvernement autonome).

Au cœur du projet, la base de données des usagers [BDU] (reposant sur la technologie Oracle déployée par la société Indra), ouverte en octobre 2001, contient toutes les données administratives et les droits des assurés sociaux.

Chacun a reçu un numéro d'identification unique et dispose d'une carte d'assuré social, la TASS [TArjeta Sanitaria y de Seguridad social] qui sert de clé d'accès au système via Internet.

Un autre module sert de porte d'entrée professionnelle de Diraya, authentifiant les professionnels de santé et gérant leurs droits d'accès (différents selon la profession exercée).

Le système permet d'accéder à l'historique des consultations et des prescriptions électroniques.

- Le dossier médical :

Moins de cinq ans après son lancement, les deux tiers des Andalous disposent déjà de leur dossier médical, 3 500 généralistes se servent du système dans 326 centres de consultation de médecine générale. Les consultations spécialisées seront intégrées courant 2006.

Le dossier patient a d'abord été créé pour les patients atteints de maladies chroniques. Les informations contenues dans le dossier sont gérées par le service andalou de santé et il contient un résumé des informations suivantes :

- identification du patient,

- données sociales,

- historique personnel et antécédents familiaux,

- allergies,

- effets secondaires,

- habitudes,

- problèmes rencontrés.

Seuls les médecins généralistes et spécialistes et les pharmaciens ont accès aux informations du système. Mais **le pharmacien dispose d'un pouvoir limité car même s'il a accès à ces informations, il ne peut en aucun cas les modifier ou ajouter d'autres éléments. Ainsi, seuls les médicaments prescrits sont dans le système.**

- Les prescriptions électroniques :

Un premier projet pilote de prescription électronique qui vise avant tout les patients chroniques a été lancé au printemps 2003. Depuis le mois d'octobre 2004, la prescription électronique fonctionne dans 9 villes d'Andalousie et dans leurs banlieues (21 centres de soins primaires, 249 médecins et 281 pharmaciens utilisent cet instrument). Le patient quitte le cabinet avec une copie papier de son ordonnance, mais c'est sa carte qui lui permet d'obtenir ses médicaments.

L'aide à la prescription pour le médecin est plutôt de nature économique avec les prix des traitements en attendant les interactions et les contre-indications qui seront ajoutées ultérieurement.

Le pharmacien utilise la carte patient pour prendre connaissance des prescriptions non encore délivrées (« crédito farmaceutico ») pour lui délivrer ses médicaments et indiquer en ligne les quantités remises.

Grâce à ce système, qui permet au médecin et au pharmacien d'effectuer un suivi du traitement, l'ordonnance peut rester valable pendant un an. Ce qui évite les visites pour simple renouvellement d'ordonnances.

Ainsi le centre de santé de Torrebiance a constaté une diminution de 55% des consultations chez les patients chroniques sur la période février-juillet 2004 par rapport à la même période en 2003[78].

- La prise de rendez-vous électronique :

Le module de rendez-vous est entré en fonction le 21 mars 2005. Il gère l'agenda des centres médicaux, des consultations externes et des examens complémentaires. 30% des prises de rendez-vous passent ainsi par la « Salud responde », centre d'appel téléphonique, en attendant de pouvoir utiliser le bureau virtuel Inters@s qui sert déjà aux assurés, depuis décembre 2002, pour changer de médecin traitant, consulter leurs données personnelles et mettre à jour leurs données personnelles ou demander une nouvelle carte santé.

3. Le Royaume-Uni

Depuis la fin des années 1990, le National Health Service [NHS] a développé des initiatives en matière de e-santé. Le NHS a par exemple créé en un site internet baptisé Direct Online[79], qui fournit des informations sur la santé en ligne et donne accès à un service d'assistance téléphonique infirmier 24h sur 24.

Aujourd'hui, la première réponse fournie par la e-santé au Royaume-Uni est d'améliorer l'accès aux soins par la prise de rendez-vous en ligne.

L'objectif affiché par le gouvernement anglais est que chaque patient anglais dispose d'un dossier médical électronique en 2010.

Cette décision prise en décembre 2003 a aussitôt été accompagnée d'un budget de 6 milliards de livres (9,2 milliards d'euros) sur dix ans, récemment réévalué à 15 milliards. Les spécialistes estiment que le budget prévisionnel alloué au projet est insuffisant et que le coût atteindra 31 milliards de livres.

Ce programme ambitieux prévoit de connecter entre eux 850 000 professionnels de santé.

Cette mise en réseau doit permettre pour les patients :

- une prise de rendez-vous facilitée avec les spécialistes (actuellement, le patient n'a pas le choix de la date de la consultation),

- la mise à disposition des patients de meilleures informations sur les pathologies et la thérapeutique,

- la création d'une banque de données sur les maladies et les traitements disponibles,

- le transfert des prescriptions électroniques,

- l'enregistrement des données,

- la mise à disposition de liens vers des groupes de patients,

- l'accès à son propre dossier patient avec la possibilité d'ajouter/de supprimer des informations.

Cette mise en réseau devrait permettre aux professionnels, outre l'accès aux informations sur leurs patients, d'échanger des messages sécurisés et de participer à des programmes de formation continue.

Pour son déploiement, trois appels d'offres nationaux ont été lancés (service de réservation, réseau à haut débit et système central de données patients) sur cinq zones géographiques.

Le dossier patient devrait contenir toutes les informations sur le patient depuis sa naissance :

- données administratives,

- allergies,

- réactions indésirables,

- traitements importants utilisés.

En 2006, des informations plus détaillées devraient faire leur apparition et le système devrait être totalement opérationnel en 2010.

Certaines questions se posent encore à son sujet à savoir :

- comment faire si la carte du patient est perdue ou volée ;

- le patient pourra-t-il cacher un certain nombre d'informations à certains praticiens ?

- qui est responsable dans le cas où une information erronée est entrée dans le dossier du patient en particulier si l'utilisation de cette information par un autre praticien a des conséquences sur le patient ?

Les pharmaciens devraient avoir accès aux seules informations utiles pour eux. Les techniciens travaillant au sein de la pharmacie devraient également avoir accès à certaines informations utiles pour eux (mais par forcément de même nature que celles auxquelles auront accès les pharmaciens).

Le projet fait l'objet de nombreuses incertitudes et de critiques.

Bien que les cabinets anglais soient informatisés à 98 %, les médecins britanniques n'ont pas confiance dans le projet malgré les efforts consentis pour la communication et l'information. Ainsi, un sondage effectué en février 2005 annonçait que les médecins n'étaient plus que 41 % (contre 70 % l'an dernier) à estimer que le programme national pour les technologies de l'information [NPfIT] est prioritaire pour le NHS et 13 % à penser qu'il améliorera à long terme les soins délivrés au patient ; 64 % se sentaient peu ou mal informés sur le programme.

Les premiers tests du service « Choose and Book » qui permet de prendre rendez-vous avec un médecin en ligne se sont révélés décevants. Les médecins estiment que ce système est trop lent et peu sécurisé. Pour faire face au retard de la mise en œuvre de cette application le Ministère de la Santé a promis d'allouer 6 000 livres par médecin si 30 % des généralistes sont inscrits sur Choose and Book d'ici à la fin de juin 2005.

4. L'Allemagne

Dans le cadre de l'adoption de la dernière réforme de la santé en 2004, l'Allemagne a décidé d'instaurer une carte électronique pour les patients et les professionnels autour de laquelle toute une architecture totalement intéropérable de communication entre professionnels et avec les patients doit être bâtie.

Suite à la réforme de la santé, la société Gematik GmbH (association pour les applications télématiques de la carte électronique de santé) a été créée en janvier 2005. Son rôle est de développer et d'introduire les cartes patients et gérer le fonctionnement des infrastructures à cet effet.

Le projet prévoit un déploiement progressif :

- juillet 2005 projet pilote,

- octobre 2005 distribution des cartes patients et des cartes de professionnels,

- décembre 2005 tests au niveau régional,

- 2006 évaluation des tests et extension nationale

C'est ensuite que les données disponibles sur la carte et les informations seront stockées sur des serveurs.

Hormis les données administratives et les fonctions de prescription électronique, qui sont obligatoires, les autres usages - médicaux - de la carte sont totalement laissés au libre choix du patient.

Ainsi, le patient pourra décider quelle information pourra être stockée et qui pourra y avoir accès. Il pourra également changer d'avis dans le temps.

Le médecin devrait avoir accès à l'historique des médicaments effectivement retirés à la pharmacie par le patient.

Le levier économique est plus explicite et fait partie des priorités immédiates du plan d'action « bIT4health » élaboré en 2003 : il s'agit de la prescription électronique (eRezept), qui doit faire passer les frais de traitement pour les caisses d'assurances maladie d'une ordonnance de 34 à 7 centimes.

L'Allemagne escompte donc des économies de 1 milliard d'euros par an. Les économies dégagées devraient permettre d'amortir rapidement des investissements technologiques estimés dans une fourchette de 0,7 à 1,4 milliard sur 2005-2006.

5. La Suède

Il n'existe pas de carte électronique de santé pour les patients en Suède. Cependant les dossiers patients sont électroniques, mais ne sont pas encore disponibles partout.

Depuis plusieurs années la société d'Etat Apoteket (qui détient toutes les pharmacies en Suède) dispose d'un service appelé « profil médicamenteux ». Toutes les informations sur les médicaments, les dosages, les posologies et la date où les prescriptions sont dispensées sont regroupées dans un dossier spécial au sein de la pharmacie.

Les prescriptions électroniques, transmises par email, existent depuis de nombreuses années. Ce système s'est avéré fiable et efficace, même si tous les médecins ou tous les contés suédois ne l'utilisent pas encore.

Le Parlement suédois vient d'adopter une nouvelle loi, qui est entrée en vigueur le 1er juillet 2005 : Apoteket devra enregistrer dans un fichier spécial toutes les informations sur la dispensation d'une prescription de médicaments, quelle que soit la pharmacie où ces médicaments ont été dispensés. Ce fichier sera accessible aux médecins.

L'objectif de cette loi est d'améliorer la sécurité pour les patients. Il sera ainsi plus facile pour les médecins de savoir ce que leur patient prend déjà comme médicaments.

Apoteket est chargé de créer ce nouveau fichier. Ceci est facilité par le fait que toutes les pharmacies en Suède appartiennent à la même compagnie et disposent ainsi du même système informatique. L'information sera conservée pendant 15 mois à compter du 1er juillet 2005. Le système devrait donc fonctionner à partir de janvier 2006.

Les médecins et pharmaciens pourront accéder à ce fichier uniquement après le consentement du patient.

Toutefois, en cas d'impossibilité de demander son consentement au patient (accident, hospitalisation), le professionnel de santé pourra accéder à ce fichier sans le consentement du patient.

6. La Slovénie

En Slovénie, tous les citoyens disposent d'une carte d'assurance maladie qui sert également de carte de santé.

Un projet pilote mené dans une région de Slovénie permet d'enregistrer grâce à cette carte les médicaments et dispositifs médicaux dispensés à la pharmacie afin de fournir ces informations aux médecins (généralistes ou spécialistes). Ce dossier comprend également une partie relative aux allergies.

Les médicaments en vente libre ne sont pas enregistrés étant donné que l'assurance maladie finance le projet et que l'assurance maladie s'intéresse plus aux médicaments sur prescription et remboursés.

Les pharmaciens slovènes essaient de faire en sorte que dans le futur cette initiative concerne tous les médicaments.

Le pharmacien enregistre les médicaments dispensés et a donc accès à l'historique du patient, sans pouvoir toutefois l'imprimer afin d'en discuter avec le patient, étudier les interactions ...

7. La Belgique

En 2000, le Dossier Médical Global [DMG], dossier professionnel, a été créé en priorité pour les personnes âgées de 60 ans et plus et pour les malades chroniques. Il a été généralisé à tous les patients (y compris enfants) en 2002.

Le DMG est tenu par le médecin généraliste (les pharmaciens n'y ont pas accès) et contient les antécédent familiaux, les maladies, les affections chroniques, les traitements suivis ou en cours, les allergies, les opérations, les vaccinations, des informations sur éventuellement les consultations des spécialistes.

Le DMG n'est pas obligatoire. Il peut être demandé à tout moment lors d'une consultation.

Le médecin est rémunéré pour la gestion du DMG pour une année et le patient bénéficie d'une réduction du ticket modérateur de 30%. Le patient peut à tout moment changer de médecin généraliste (qui gère le DMG) et celui-ci doit fournir le DMG au médecin choisi. Le choix du médecin doit être confirmé chaque année.

Il n'y a pas de communication avec les autres professionnels de santé pour le moment.

Des projets de création de "dossier pharmaceutique" "dossier médical d'urgence" et de "dossier de collaboration" sont à l'étude. Le dossier de collaboration comprendrait plus d'informations que le dossier médical d'urgence et serait accessible aux médecins ayant un lien thérapeutique entre eux.

En mars 2005, le Ministre des affaires sociales M. Jo Vandeurzen, questionné au sujet de la possibilité de création d'un dossier médical unique par patient, susceptible d'être consulté par tous les prestataires de soins, a répondu qu'il soutenait le principe d'un dossier santé électronique partagé accessible par les prestataires autorisés.

Le Ministre a indiqué que ce dossier pourrait être consulté sur consentement du patient et contiendrait :

- un volet « dossier santé résumé » avec des informations critiques accessibles rapidement ;

- un volet « dossier santé historique » (liste minimum des contacts ambulatoires ou hospitaliers, procédures réalisées avec référence de documents).

Trois chantiers sont donc actuellement en cours[80] :

- procédures d'homologations de logiciels de gestion des dossiers patients afin de promouvoir et de vérifier l'interopérabilité des logiciels,

- création d'une plate-forme nommée « Be Health » au moyen de laquelle toutes les informations et applications du secteur soins de santé seront offertes électroniquement via ce site portail. Ce dernier donnera accès tant aux professionnels qu'aux patients,

- développement d'un réseau de santé télématique dédié à la gestion des dossiers et projets pilotes.

Par ailleurs, le 5 juillet 2005, une nouvelle proposition de loi a été soumise au Parlement belge. Cette proposition de loi vise notamment à permettre aux prestataires de soins de consulter plus facilement les données médicales d'une personne via sa carte d'identité électronique. Cette proposition de loi est actuellement toujours en discussion au parlement.

Actuellement la mise en place de la carte d'identité électronique se fait petit à petit par tranche d'âge. Au mois de juin 2005, 725 000 citoyens belges disposaient déjà d'une carte d'identité électronique. D'ici fin 2009, la totalité de la population belge devrait disposer de cette nouvelle carte d'identité. 8 millions d'eID seront alors en circulation.

Elle est perçue comme un outil important servant de clé d'accès à une banque centrale de données. Cette carte peut être utilisée dans de nombreux domaines ne relevant pas forcément de la santé. C'est ainsi que les titulaires de la carte peuvent d'ores et déjà remplir leur déclaration fiscale par voie électronique. Des applications tant virtuelles (exemple : internet) ou physiques (accès à des bâtiments) sont également envisagées.

À terme, les prestataires de soins pourront s'informer de la couverture d'assurance maladie du patient en matière de soins de santé grâce à cette carte d'identité électronique. L'actuelle carte SIS perdra alors sa fonction et ne sera plus distribuée.

Le médecin concerné, préalablement autorisé (en qualité de médecin) accéderait à la banque de données, à l'aide de sa propre carte d'identité électronique, de telle sorte qu'il saurait immédiatement si, par exemple, la personne concernée est ou non un donneur de sang ou si elle souffre d'une allergie déterminée.

Les personnes pourraient déterminer elles-mêmes quelles données sont indispensables et permettre aux services médicaux compétents d'avoir accès à ces données directement sans leur consentement (en cas d'urgence par exemple). D'autres données, telles que la déclaration préalable de volonté dans le cadre de l'euthanasie, pourraient également y être inscrites.

Une banque de données permettrait un contrôle efficace (qui consulte, qui introduit des données, ...).

Les conditions d'accès aux données médicales seront précisées ultérieurement dans le cadre d'une loi complémentaire afin d'éviter tout abus de la part de tiers.

Ces quelques exemples permettent de constater que le dossier médical électronique est en voie de devenir une réalité en Europe.

Les pharmaciens sont concernés par ces projets, mais leur accès n'est pas identique partout. De plus la connaissance des médicaments, partout recherchée, suit plusieurs types de modalités :

- par les prescriptions, (si elles seules sont retenues, elles ne reflètent à l'évidence pas toujours la réalité -les patients ne se procurent pas toujours les ordonnances et les pharmaciens peuvent être amenés à effectuer des changements-),

- par les remboursements, (ne tient compte que des médicaments prescrits et remboursés),

- par les pharmaciens dispensateurs, (seule cette solution est exhaustive).

En France, quel modèle sera retenu ? Quelles sont les possibilités offertes ? Quelles sont les propositions des pharmaciens ?

VIII. L'historique des remboursements

Les caisses d'assurance maladie collectent les informations issues des demandes de remboursement. Ainsi se constitue un dossier par patient, l'historique des remboursements (appelé aussi web medecin), qui comporte notamment :

- le type et le nombre de visites médicales effectuées,

- le type et le nombre d'examens biologiques demandés,

- les médicaments appelés au remboursement.

Ces données sont issues des données économiques et ne reprennent pas le diagnostic des médecins, ni les résultats des examens biologiques.

En revanche, les médicaments, par leur code CIP [Code Interface Produit], sont nominativement et quantitativement connus. Ils sont issus des télétransmissions qu'effectuent les pharmaciens, depuis longtemps rompus aux échanges électroniques.

L'article 21 modifiant par la loi du 13 août 2004, le Code de la Sécurité Sociale par l'insertion d'un article L.162-4-3, permet au médecin de visualiser cet historique de remboursements. *« les médecins peuvent, à l'occasion des soins qu'ils délivrent …. ».*

Actuellement en phase de test auprès de 20 médecins, ce projet sera, en septembre 2005, déployé sur trois départements pilotes (Val d'Oise, Yvelines et Alpes-Maritimes) avant une extension probable avant la fin de l'année. Il nécessite l'installation de logiciels et l'emploi du navigateur Internet Explorer (version 5.5 ou supérieure).

Certains y voient donc la possibilité de constituer la partie thérapeutique du DMP, ce que ne souhaite pas le CNOP.

En effet, ce dossier

- ne comporte que les médicaments soumis au remboursement ce qui exclut:

  - la totalité des médicaments déremboursés (à Service Médical Rendu Insuffisant [SMRI] ou autre) et des Médicaments de Prescription Facultative [MPF] acquis directement dans les officines, soit 14% des médicaments achetés. Or si les effets indésirables médicamenteux [EIM] incluent les accidents liés à une négligence, une imprudence, une prise de risque excessive, une mauvaise observance, elles sont aussi le fait des prescriptions et d'un comportement d'automédication inapproprié.

  - Pire, la totalité des traitements non présentés au remboursement par les patients – soit volontairement, soit involontairement par suite de forfaitisation : cures médicales en EHPAD, anciens combattants, etc...)

- n'est incrémenté qu'au gré des télétransmissions des pharmaciens (qui ne sont pas journalières),

- peut apparaître pour les patients et tous les professionnels de santé, comme ne poursuivant qu'un but de contrôle, provoquant une mauvaise adhésion de tous.

De plus, ce dossier n'étant pas

- transmissible DANS les logiciels métiers des pharmaciens, il ne pourrait y avoir d'études de contre indications facilitées par les logiciels. Ainsi les pharmaciens, qui se verraient opposer la responsabilité de la connaissance des thérapeutiques, ne pourraient s'appuyer sur leur informatique. Cela va à l'encontre d'une adhésion de la profession, qui aurait ainsi l'impression de repartir en arrière par rapport aux fonctionnements actuellement en cours.

- facilement consultable par les patients (rendez-vous avec le médecin conseil) laisse entier le problème du droit de masquage éventuel de certains traitements

Dans ce cadre, en raison du nombre très élevé d'Effets Indésirables Médicamenteux [EIM] évitables, l'enjeu est immense, en premier lieu pour la santé des malades, mais aussi en termes d'économies de santé potentielles pour les malades et pour la société, il apparaît essentiel que toutes les données thérapeutiques fassent partie intégrante du DMP.

En conséquence, le CNOP, d'une part ne demande pas l'accès à cet historique de remboursements pour les pharmaciens qui ne sont pas prévus dans l'article L.162-4-3, d'autre part propose que la partie thérapeutique du DMP, donc la connaissance des médicaments soit exhaustive du moins pour les médicaments dispensés en ville.

C'est ainsi que les pharmaciens d'officine ont le projet de créer le *Dossier Pharmaceutique* [DP], "onglet" thérapeutique du DMP et véritable interface entre les SSII fournisseurs de logiciels métier de l'officine et les futurs hébergeurs de données du DMP. Ce DP sera hébergé par un ou deux hébergeurs.

Il nous semble que le défi à relever par notre profession sera important, mais que les pharmaciens ont les atouts nécessaires pour apporter rapidement cette contribution essentielle au futur DMP : une très forte réactivité, démontrée à l'occasion du déploiement de la carte Vitale, un excellent niveau d'informatisation, le codage de tous les médicaments...

Les propositions ont été élaborées en prenant totalement compte du « métier » et des habitudes de fonctionnement lors des dispensations. C'est un facteur clé de réussite. Une bonne adhésion requiert le moins de contraintes possibles.

IX. Projet d'insertion du Dossier Pharmaceutique dans le DMP

1. Description du projet

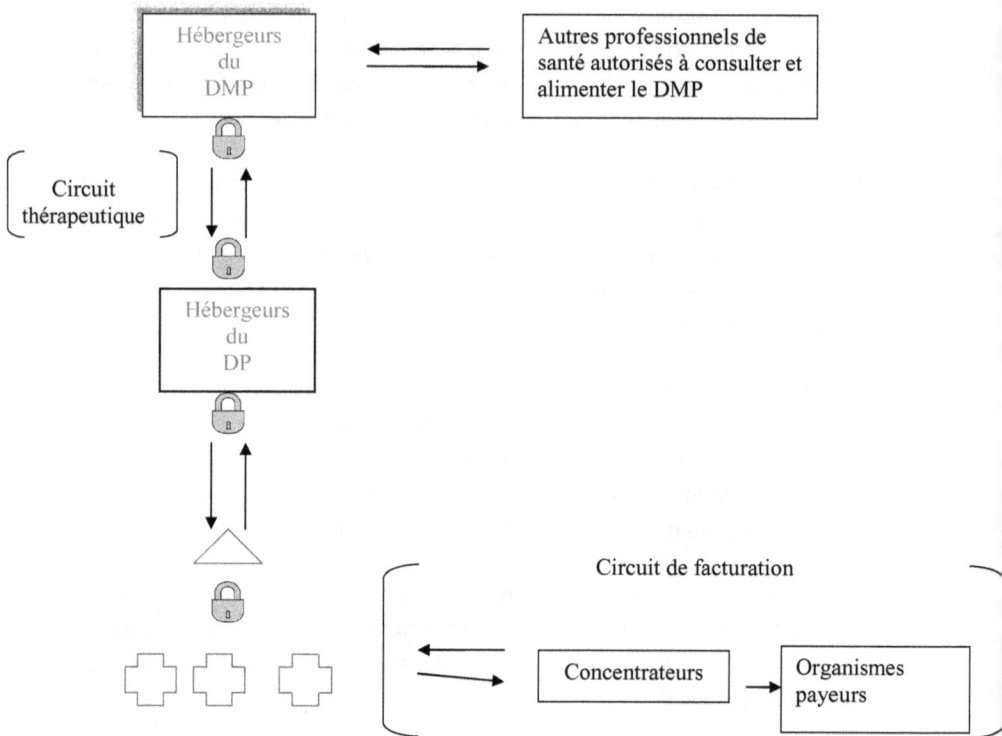

Le dossier pharmaceutique centraliserait, sur une durée de conservation à définir, l'historique de dispensation de tous les médicaments d'un patient par n'importe quelle officine. Il serait transmis au DMP, dont il constituerait le volet thérapeutique majeur (ce volet devant par ailleurs être complété par les données issues des pharmacies hospitalières).

Ainsi, il indiquerait toute la thérapeutique réellement acquise "en ville" par le patient :

- Médicaments issus de tous les types de prescriptions (présentées ou non au remboursement, donc éventuellement non connues de l'assurance maladie comme par exemple les prescriptions de cure médicale au sein des EHPAD ou celles destinées aux anciens combattants ou à certaines personnes handicapées) et les médicaments non remboursables,

- Médicaments génériques réellement dispensés, dans le cadre du droit de substitution dont disposent les pharmaciens,

- Médicaments de prescription facultative.

Il n'est pas prévu d'accès direct au DP en dehors des pharmaciens. En revanche, le DP abondant le volet thérapeutique du DMP, c'est par ce dernier que les autres professionnels de santé autorisés et les patients eux-mêmes pourront y avoir accès.

2. Objectifs du DP

Grâce à la centralisation de toute la thérapeutique de ville, le DP a pour objectif premier la lutte contre l'iatrogénie et l'amélioration de l'observance du traitement. Mais au-delà, il représente une extraordinaire opportunité pour la profession de développer des services au bénéfice de la santé publique. La stratégie est donc d'utiliser cet outil qui connecte toutes les officines, pour de nombreuses applications :

- lutte contre la iatrogénie,

- lutte contre les redondances de traitements,

- gestion des alertes et autres informations sanitaires,

- traçabilité des médicaments dispensés,

- suivi thérapeutique,

- reconnaissance de l'acte pharmaceutique.

a) Lutte contre la iatrogénie:

Le DP sera pour la profession l'outil par excellence pour lutter contre la iatrogénie au moment de la dispensation, et améliorer l'observance, conformément aux attentes du Ministre de la Santé.

Les alertes de contre-indication ne seront pas gérées par le DP. Elles s'effectueront, comme actuellement, au sein du logiciel métier de chaque officinal, mais au vu de l'historique des dispensations au patient, incrémenté au fur et à mesure par l'intermédiaire de son DP.

Le DP venant s'insérer dans le DMP, les médecins eux-mêmes pourront, en le consultant au moment d'établir leur prescription, repérer et éviter les risques de iatrogénie.

b) Redondance des traitements

Afin d'éviter ces redondances, il sera demandé aux SSII de développer dans les logiciels métiers des officinaux un système d'alertes complémentaire des alertes actuelles de contre-indications. Il s'agira ici de signaler au pharmacien les quantités délivrées à intervalles trop rapprochés : un médicament déjà délivré la semaine précédente, par exemple, générera une alerte, indiquant ainsi une éventuelle redondance des soins. Le pharmacien ainsi informé jugera de la pertinence de cette alerte. Ce développement engendrera rapidement des économies.

c) Gestion des alertes et autres informations sanitaires

La connexion des 23 000 officines à l'hébergeur du DP permettra de transmettre instantanément toute communication insérée dans le DP à l'ensemble de la profession. Par exemple, une alerte sanitaire urgente (du type grippe aviaire, canicule, bioterrorisme, etc.), avec instructions à la clef.

Les alertes sont actuellement adressées dans les officines par courrier, fax, avis des grossistes ou par certains sites Internet. Si elles étaient adressées directement au DP par l'AFSSAPS, elles seraient dès la première connexion transmises à l'officine et en complément s'inséreraient directement dans le logiciel métier du pharmacien.

Ce qui nécessitera la possibilité de recevoir des textes au sein du logiciel. Un accusé de réception pourra être prévu.

d)   Traçabilité des médicaments jusqu'au patient

Cet objectif majeur de santé publique (en cas de problèmes de qualité, voire de contrefaçons), décrit dans le chapitre suivant, supposera de modifier les codes d'identification portés sur les médicaments – en utilisant par exemple le code EAN 128 à longueur variable, permettant de compléter l'information sur l'article par des informations supplémentaires : date de péremption, n° de lot...

Ainsi, en cas de retrait de lot, le pharmacien, interrogé par un patient, pourra vérifier dans son DP si les médicaments dispensés faisaient partie du lot à retirer.

Il sera judicieux de développer un système au sein du logiciel métier, afin que le pharmacien qui a "oublié" de retirer de son stock les lots incriminés ou a reçu à tort entre-temps un médicament de ce lot, soit dans l'impossibilité d'effectuer une dispensation du médicament concerné.

e)   Suivi thérapeutique

Pour un bon suivi thérapeutique, et notamment dans la perspective possible du suivi de patients chroniques, en accord avec leur médecin traitant (comme le souhaite la profession, à l'image de ce qui se pratique désormais dans certains pays), il serait nécessaire d'avoir connaissance des résultats d'examens biologiques pouvant appeler une adaptation thérapeutique.

Le dossier de suivi pharmaco-thérapeutique [DSPT], adressé par l'Ordre à toutes les SSII pour intégration dans les logiciels métier en novembre 2003, a été conçu pour faciliter un tel suivi.

Ainsi, pour permettre que, dans l'avenir, les pharmaciens puissent accéder à certains résultats biologiques de patients, un « tuyau » de communication doit d'emblée être prévu, via le DMP, entre les laboratoires d'analyses et les officines.

f) Reconnaissance de l'acte pharmaceutique

Il existe dans certains pays (Etats-Unis et Canada par exemple) des codifications d'actes pharmaceutiques (appel au médecin, substitution, changement de traitement, etc). Si une telle codification était développée en France, la centralisation des données issues de toutes les officines permettrait de reconstituer nombre d'actes effectués par la profession et ainsi, d'avoir une reconnaissance qualitative et quantitative de l'acte pharmaceutique.

En conclusion, le DP vise à une amélioration majeure de la prise en charge thérapeutique et à une codification des services correspondants rendus par les pharmaciens. Il doit être envisagé dans sa conception, dès l'origine, comme un outil professionnel polyvalent, au-delà de la simple transmission au DMP des données relatives aux médicaments dispensés. Naturellement, les nouvelles applications ne pourront se faire qu'au fur et à mesure des avancées technologiques ou réglementaires (existence du numéro de lot sur le codage des boîtes, accès à des données issues d'examens biologiques, codifications d'actes pharmaceutiques…).

La mise en œuvre du DP comportera donc plusieurs phases dépendant de ces évolutions futures. Le premier objectif sera la centralisation des historiques de dispensation des 23 000 officines.

3. **Mise en œuvre opérationnelle**

Il est évident que l'ensemble des pharmaciens n'adhérera à ce DP que s'il permet une utilisation facile des données. C'est un facteur clé de la réussite. Tous les intervenants concernés par le projet seront donc attentifs à cette facilité d'utilisation.

Ce projet prévoit une implantation rapide, à l'horizon un an, pour alimenter le DMP. Les autres phases dépendront des préalables spécifiques évoqués ci-dessus. Néanmoins, la conception du projet initial doit d'emblée prendre en compte ces futures évolutions.

a) Moyens opérationnels

L'Ordre national des Pharmaciens, en accord avec les syndicats représentatifs des pharmaciens d'officine, souhaite lancer ce projet avec l'appui d'une équipe technique et d'un comité de faisabilité interinstitutionnel qui lui sera dédié.

Par la suite, une équipe réduite et un comité de suivi, sans doute lui aussi plus restreint, devront continuer de veiller régulièrement à la maintenance et à l'évolution du DP, tant pour ses aspects techniques qu'éthiques (sécurité des données).

b) Constitution envisagée des organes nécessaires :

- Equipe technique : un informaticien, chef de projet, appuyé par une société d'Assistance à Maîtrise d'Ouvrage [AMO] indépendante.

- Comité de faisabilité : constitué de membres ordinaux, de membres des syndicats représentatifs de la profession, de la HAS, du GIP-DMP, de l'Ordre National des Médecins, du Ministère de la santé et de l'AFSSAPS.

c) Délais de mise en œuvre

L'équipe technique s'attachera à établir, dès septembre 2005, des contacts de travail avec les consortiums qui auront répondu à l'appel d'offres lancé par le GIP-DMP, et avec les SSII des logiciels métiers des officinaux. Le travail avec les SSII est en effet essentiel, l'objectif majeur étant, rappelons-le, de concevoir un outil facile à être utilisé. L'accès au DP ne doit pas appeler de manœuvre supplémentaire pour le pharmacien.

A une échéance de trois mois, le concept global doit être finalisé, l'étude de faisabilité terminée, le cahier des charges prévisionnel effectué et communiqué aux consortiums, une réponse donnée aux principales questions encore en suspens.

d) Aspects fonctionnels

Il sera notamment mis un accent particulier sur **la sécurité des données** (système d'authentification, de cryptage..).

Le projet de DP exige une approche équilibrée entre le respect du droit à la vie privée des patients, la protection de leurs données personnelles, et un accès contrôlé aux informations nécessaires pour une meilleure qualité de leurs traitements.

Pour garantir aux patients la confidentialité de leurs données, il faut des mécanismes rigoureux de contrôle. Le plan d'informatisation devra donc veiller à cette sécurisation. En plus d'identifier de façon non équivoque la personne concernée, les systèmes devront :

- s'assurer que cette personne a exprimé son consentement à la consultation et à l'alimentation de son DP,

- s'assurer de l'identité et des droits du pharmacien intervenant,

- conserver une trace de tout accès aux données.

Ces dernières ne doivent être utilisées qu'à des fins thérapeutiques. L'Ordre, garant de l'éthique de la profession, ne fera aucun compromis sur la sécurité des données et leur accessibilité.

Elles ne seront consultables, via le DP et le DMP, qu'aux officinaux et aux médecins concernés, avec l'accord du patient. Les assureurs privés, l'industrie pharmaceutique, les organismes de sécurité routière, la médecine du travail, ni aucune autre organisation, ne pourront en aucun cas y accéder, même si le patient les y autorisait.

Cela implique :

- une identification sécurisée de l'officinal par sa carte de professionnel de santé (CPS). Par ailleurs, il serait souhaitable que tout accès au DP soit enregistré et que ces enregistrements soient vérifiables par une instance appropriée, par exemple le comité de suivi évoqué ci-dessus.

- l'accès par le pharmacien aux données du DP ne pourra se faire qu'avec l'accord du patient et en sa présence. Pour ne pas avoir à gérer plusieurs accords de patients, pour le DP et le DMP, dès que le DMP existera, l'Ordre envisage de créer un profil non nominatif de « *professionnel pharmacien* » proposé aux patients par défaut dans leur DMP. En cas d'accord du patient, tout pharmacien pourrait alors, en présence du patient, consulter les informations sur les médicaments dispensés et les abonder à chaque nouvelle dispensation.

Toutefois, le DP pouvant être déployé plus rapidement que le DMP sur l'ensemble des patients, l'équipe technique devra concevoir un système provisoire d'autorisation et d'enregistrement d'un consentement nominatif. Il sera également demandé aux SSII de développer un système d'extraction des noms de médicaments dans les historiques des patients, afin de pouvoir éditer sur papier un dossier donnant l'ensemble de leur thérapeutique.

A noter qu'en cas de refus du patient d'accès à son DP, la procédure du tiers payant pourra toujours être appliquée. Il y aura en effet séparation complète entre la partie des données administratives et celle des données thérapeutiques.

Enfin, l'équipe technique veillera à prévoir, en liaison avec le DMP, une rubrique qui permette au pharmacien de savoir que le dossier thérapeutique n'est pas complet, si tel est le cas.

4.   L'identification des patients

Les pharmaciens télétransmettent actuellement, pour remboursement, leurs données aux organismes payeurs avec une identification de l'assuré et de ses ayants-droit. Il est nécessaire de passer à une identification individuelle des patients. L'équipe technique du DP devra utiliser les moyens qui seront définis par le décret prévu à cet effet (Numéro d'Indentification de Santé (NIS), Adresse Qualité Santé [AQS] de la carte Vitale 2...).

5. Le déploiement et la facilité de transmission

Le système doit permettre une accessibilité aux données en temps réel.

Néanmoins, le projet doit prendre en compte que seule une partie minoritaire de la profession est actuellement équipée en ADSL permettant une connexion instantanée (réception des données du DP et communication au DP de données nouvelles en retour immédiat). Pour les officines encore non équipées, une télétransmission journalière (comme pour les factures destinées aux caisses d'assurance maladie et mutuelles) doit être envisagée, afin que dès le début, le DP soit exhaustif.

L'équipe technique prévoira dans son étude de faisabilité une montée en charge sur l'ensemble de la profession, avec des tests préalables auprès de certaines officines, afin de vérifier la compatibilité de la transmission simultanée des données en périodes d'affluence dans les officines (y compris en période d'épidémie).

Le déploiement et la période de test ne pourront démarrer que lorsque le décret relatif aux hébergeurs sera pris. Les hébergeurs retenus devront répondre aux critères de ce décret et être agréés.

Il est envisagé de retenir deux hébergeurs pour le DP, de préférence parmi ceux qui auront été retenus pour le DMP, afin de limiter les effets d'une panne éventuelle (avec copie des données de l'un à l'autre ?).

6. Le stockage des données

L'Ordre des pharmaciens propose d'être le garant de ces données. Il bénéficie en effet d'une totale indépendance grâce à ses cotisations obligatoires, et a par ailleurs une mission de service public au bénéfice de la santé publique et de la défense de l'éthique professionnelle.

L'hébergeur devrait donc opérer sous son contrôle. Il serait néanmoins souhaitable que les autres instances professionnelles soient associées à ce contrôle, ainsi qu'un représentant des pouvoirs publics au travers du comité de pilotage puis de suivi qu'il est envisagé de constituer.

Seules les données relatives aux médicaments (date, nombre de boites - numéro de lot et date de péremption lorsque le code EAN 128 sera utilisé) seront stockées. L'indication du médecin prescripteur ou du pharmacien dispensateur semble inutile (à déterminer).

La durée de stockage chez l'hébergeur DP est à déterminer :

- Pour la lutte contre la iatrogénie, les données transmises dans les logiciels métiers peuvent correspondre aux dispensations des 3 derniers mois. Avec une plus longue période, le transfert du dossier serait d'autant plus long et surtout les capacités de stockage de l'ordinateur du pharmacien seraient insuffisantes.

- Mais il serait envisageable que les données soient stockées au-delà de ces 3 mois (le DMP prévoit 20 ans), et transmises lors d'une requête spécifique à la demande d'un patient, notamment en cas de recherche de traçabilité ou de besoin de connaissance d'une prise d'un médicament particulier (on peut penser à une traçabilité pour les médicaments issus du sang, ou au besoin de rechercher pour un patient donné s'il a suivi un traitement qui nécessite, au vu d'avancées scientifiques, un suivi particulier).

103

7. Le financement

Ce projet représentera des investissements significatifs pour l'Ordre des pharmaciens et par conséquent pour la profession. L'équipe technique veillera donc à réduire autant que faire se peut le coût du DP, tout en respectant les impératifs de sécurité et de facilité d'usage pour les officinaux.

8. La conformité avec les textes en vigueur

Le projet devra naturellement être compatible avec le droit en vigueur (notamment les lois de mars 2002, d'août 2004, leurs textes d'application et la jurisprudence de la CNIL). Les services juridiques de l'Ordre National et le Comité de faisabilité s'en assureront et proposeront éventuellement, de compléter à cet effet les textes existants.

Le GIP-DMP prévoit la signature de contrats entre les hébergeurs du DMP et les professionnels de santé (les patients pourront choisir parmi les six hébergeurs proposés). Comme le prévoit l'appel d'offres pour le DMP, l'hébergeur DMP pourra gérer les contrats avec les professionnels de santé individuels, ou avec une structure relais qui éviterait à chaque professionnel d'avoir à signer un contrat. Le DP pourrait être ce relais et gérer les contrats pour la profession.

Il resterait alors à déterminer le contrat à passer entre l'officine et le DP.

9. Les actions de communication

Des actions de communication devront être mises en œuvre à destination des pharmaciens d'officine. En effet, pour atteindre les objectifs du DP, il est primordial d'obtenir l'adhésion des confrères. De même pour les médecins, qui utiliseront le DP dans le cadre du DMP.

Parallèlement, il faudra concevoir une communication destinée au grand public, afin que les patients acceptent de donner leur consentement et ce d'autant plus si le déploiement du DP s'avérait plus rapide que celui du DMP.

En conclusion, le dossier pharmaceutique représente une opportunité remarquable, à la fois :

- pour contribuer à atteindre les objectifs que le législateur a assignés au DMP : qualité, sécurité et économie des soins,

- et pour la profession, affirmer sa compétence en matière de médicaments.

Au vu de ce double enjeu stratégique, l'Ordre national des Pharmaciens se mobilise donc pour la réalisation de ce projet ambitieux.

X. Traçabilité des médicaments jusqu'au patient

De manière générale, la traçabilité est devenue un enjeu d'avenir. La maladie de la "vache folle", les affaires du sang contaminé, les scandales alimentaires ont médiatisé le mot traçabilité. Pourtant la traçabilité est une pratique ancienne, dont l'origine est proche de l'assurance qualité.

Si ce concept, tous secteurs confondus, s'est nettement développé par les crises, il apparaît aujourd'hui au-delà de ce seul outil de réponse à une crise ou à la gestion de risques (notamment alimentaire). La traçabilité est devenue un impératif stratégique dans tous les secteurs de l'industrie et de la distribution, se détachant de la seule assurance qualité. Son développement s'accompagne d'échanges de données informatiques, de métrologie et de gestion de la chaîne logistique.

Elle est le corollaire de la mondialisation et de la globalisation des échanges, de la multiplication des fournisseurs et des clients, de l'éclatement des sites de fabrication et de distribution. Elle se fonde sur une coopération entre tous les intervenants de la chaîne.

Cette démarche traçabilité ainsi mise en place semble irréversible.

Dans le secteur agroalimentaire, face aux peurs du consommateur induites par les crises de l'ESB [Encéphalopathie Spongiforme Bovine] et des OGM [Organismes Génétiquement Modifiés], la traçabilité rassure : puisque c'est effectivement un outil qui permet de rappeler des produits suspects, de les bloquer (barrière à l'entrée des marchés alimentaires), de vérifier la bonne foi des producteurs et leur maîtrise du process de fabrication.

C'est ainsi que :

- 86% des entreprises agroalimentaires ont mis en place un système de traçabilité,

- 67% sont capables d'identifier des lots de matières premières leur ayant été fournis ainsi que des lots de produits qu'elles ont expédiés,

- 61% déclarent qu'elles ont mis en place des procédures leur permettant de fournir aux autorités compétentes les informations requises dans un délai de moins d'une ½ journée.

Si ces crises ont médiatisé la traçabilité, c'est que les professionnels concernés, convaincus qu'elles avaient engendré une perte de confiance dans leurs structures de production, ont développé des concepts sécuritaires qui depuis 1996 n'ont cessé de croître.

La meilleure illustration en est le secteur de la viande bovine, qui demandant une traçabilité automatique portant sur un grand nombre de produits, a mis au point des logiciels utilisant des systèmes d'échanges de données informatisées.

1. Définition et origine de la traçabilité

Le mot traçabilité est un anglicisme de « traceability » (trace et ability). Il apparaît que la pratique la concernant est bien antérieure au terme. Il serait agréable de penser que les pharmaciens étaient les premiers professionnels à pratiquer la traçabilité. Toutefois le droit administratif l'utilise à partir de l'antiquité avec le droit romain (aptitude à suivre les actes par une identification et à les retrouver par cette même identification).

Au début des années 1960, on la retrouve dans les manuels militaires américains de définition des bonnes pratiques de mesure : une mesure était considérée comme traçable par le NIST [National Institute of Standards and Technology], si le matériel avait été calibré par des standards de référence certifiés. La traçabilité était la relation entre un résultat de mesure et des étalons nationaux via une chaîne ininterrompue de comparaisons.

Des définitions se sont succédées dans les normes AFNOR 1987 (NF X 50-120), ISO 8402 complétée en 1994, ISO 9000, 9001 et 9002. Le règlement européen CE n° 178/2002 entrera en vigueur le 1er janvier prochain.

On peut retenir pour définition :

« Traçabilité : aptitude à retrouver l'historique, l'utilisation ou la localisation d'une entité au moyen d'identifications enregistrées ».

Plusieurs types de traçabilités peuvent être définies:

- « en amont » : celle des matières premières, de leur parcours dans l'entreprise et de leur présence dans les produits fabriqués,

- « des données » : c'est l'ensemble des documents et des enregistrements concernant chaque étape de la vie du lot. Elle permet de produire des informations nécessaires au cours de la production, pour valider une étape et passer à la suivante,

108

- « logistique (tracking) » : elle est basée sur la séparation des activités de production, de celles d'entreposage et de stockage, elle permet la localisation géographique des produits, leurs destinations, leurs provenances.

La traçabilité ascendante permet à tous les stades, à partir d'un lot de produits finis, de retrouver l'historique et l'origine du lot donc de retrouver l'origine d'une défaillance survenue au cours du transport, de la transformation, voire de la production.

La traçabilité descendante consiste à retrouver la destination industrielle ou commerciale d'un lot (stockage chez le fabricant, expédition en plate forme de distribution, livraison sur le lieu de vente).

2. Evolution de la traçabilité

La traçabilité, utilisée par les industriels comme un outil d'optimisation de process internes à l'usine ou à l'entrepôt, s'émancipe actuellement pour sortir du champ d'une organisation en boucle.

Elle agit en réseau et responsabilise tous les intervenants impliqués dans chaque étape de la transformation du produit : de "la fourche à la fourchette" comme le désignent très explicitement les professionnels de l'agroalimentaire.

Elle concerne tous les secteurs, nuls n'échappant à la mise en place d'une chaîne d'approvisionnement traquée de bout en bout.

L'axiome est de pouvoir réagir vite en cas de dysfonctionnement, en devançant la crise plutôt que de la subir. Et ce sous la vigilance d'un nouvel acteur, le consommateur, qui impose de plus en plus sa légitimité en termes d'accès à l'information, de sécurité et de défense de ses droits.

Elle apparaît également tout aussi intéressante pour :

- identifier et garantir des caractéristiques non mesurables (par exemple le fait qu'un vêtement ne soit pas fabriqué par un enfant de moins de 12 ans en Asie, à des milliers de kilomètres du lieu d'achat ou bien qu'il s'agit de produits relevant du commerce équitable),

- lutter contre la contrefaçon, phénomène qui n'est plus l'apanage des seuls produits de luxe.

L'union des fabricants pour la protection internationale de la propriété intellectuelle, créée par des pharmaciens en 1872, puis reconnue d'utilité publique en 1877, est engagée dans cette lutte.

La contrefaçon est en effet fortement favorisée par la surcapacité de production des différents continents (usines libérées suite à des fusions), les très fortes variations des prix sur le marché et le développement du commerce en ligne.

Les technologies de type RFID (radio fréquence) ou holographiques rivalisent donc d'ingéniosité : qui a produit, avec quelle matière première, comment le produit a-t-il circulé pour arriver jusqu'à l'acheteur, comment reconnaître s'il s'agit d'un faux et comment stopper ce circuit de contrebande ?

Le format de l'identification, le bouclage entre le donneur d'ordre et le détaillant qui va vendre, le bilan entrée-sortie à tous les niveaux de production ou de commercialisation, apportent, non pas la solution idéale, mais plutôt un complément aux protections et aux mesures en place.

Potentiellement la traçabilité est un concept très prometteur pour contrecarrer la contrefaçon par le développement d'un « tout ».

Elle peut être aussi une source de valeur : le budget traçabilité peut être considéré comme un investissement et non comme une dépense obligatoire en devenant un véritable outil industriel avec des gains, un retour sur investissement et des améliorations en tout genre : pertes évitées, temps de rappel diminué, capacité à renseigner le manager au sujet de l'activité de production, connaissance des flux en temps réel (encours, produits à livrer, en cours de livraison, livrés récemment). C'est un système de pilotage à part entière.

Ce n'est donc plus l'usage exclusif d'une crise de type plan de rappel qui est le fer de lance du développement de la traçabilité, mais bien un concept l'intégrant dans la globalité de la vie d'un produit.

3. Traçabilité et médicaments

La pharmacie est un domaine historique de la traçabilité. Elle est reconnue comme une référence au même titre que l'aéronautique ou le nucléaire.

La sécurité des patients est à l'origine des nombreuses contraintes réglementaires : l'industrie pharmaceutique n'a pas attendu les normes ISO pour faire figurer en clair le numéro de lot et la date de péremption sur le conditionnement des médicaments, mettre en place des systèmes d'assurance qualité pour l'approvisionnement en matières premières et la production.

En France, la chaîne du médicament est sécurisée ; des pharmaciens responsables sont à chaque étape de cette chaîne : de la production à la distribution puis à la dispensation (hôpital et officine). Un médicament ne peut être ainsi détenu que par une société pharmaceutique ou placé sous la responsabilité d'un pharmacien. S'il est transporté par des prestataires ceux-ci s'abstiennent de tout stockage, la détention leur étant interdite.

De même, l'AFSSAPS octroie les AMM [Autorisations de Mise sur le Marché] mais est aussi responsable de la pharmacovigilance. Elle contrôle donc tout le circuit des médicaments. Les rappels de lots sont organisés.

Ceci ne doit pas occulter un phénomène patent : la contrefaçon des médicaments. Celle-ci se développe dramatiquement dans les pays en voie de développement avec des principes actifs parfois dangereux, des formes galéniques modifiées, des sous dosages, voire l'absence de principe actif, des excipients toxiques.

Les conséquences en terme de santé publique sont bien évidemment dramatiques (produits toxiques ou inefficaces). Les conséquences économiques sont elles aussi très lourdes (manque de retour sur investissement pour financer la Recherche et Développement).

La France est encore peu touchée, grâce à sa réglementation très stricte et son circuit complètement encadré par des pharmaciens responsables, rappelons-le, de la fabrication jusqu'à la dispensation. Néanmoins, le développement des achats sur Internet et les importations parallèles avec la possibilité de reconditionnement, sont des risques à ne pas négliger.

Actuellement, alors que l'obligation de traçabilité des lots des médicaments vétérinaires est énoncée à l'article R.5145-42 du Code de la Santé publique et formulée par le décret du 20 mars 2003, la traçabilité des médicaments à usage humain autres que les médicaments dérivés du sang n'est pas possible. Elle n'est encadrée qu'au niveau :

- des fabricants, qui mentionnent en clair le numéro de lot et la date de péremption sur le conditionnement, conformément à la loi n° 92-1279 du 8 décembre 1992,

- des dépositaires (les contrats de sous-traitance qu'ils établissent avec les fabricants sont assortis d'un cahier des charges "technique" dans lequel figure une obligation d'assurer la traçabilité des lots de médicaments qu'ils stockent et dont ils assurent la distribution pour le compte des fabricants tant auprès des grossistes que des établissements de santé).

Un pharmacien d'officine est capable aujourd'hui de retrouver ce qu'il a dispensé, à qui il l'a dispensé et à quelle date. Mais il est incapable de préciser de quel lot il s'agit dans la mesure où les codes d'identification figurant actuellement sur les boîtes ne comportent ni le numéro de lot, ni la date de péremption. Seuls deux médicaments dérivés du sang humain sont concernés par les règles spécifiques prévues par le décret n° 95-566 du 6 mai 1995 (cette traçabilité est assurée en relevant manuellement le numéro de lot et la date de péremption figurant sur les boîtes).

Par ailleurs, la procédure actuelle de retrait de lots est efficace et s'appuie sur le principe d'une diffusion rapide et élargie de information. Néanmoins, d'une part, les pharmaciens d'officine sont très souvent confrontés à une connaissance parfois décalée de l'information par rapport à l'annonce qui est faite aux médias, d'autre part ils sont incapables de savoir quels patients sont concernés.

Aussi, l'optimisation à venir reposerait sur une meilleure intégration des systèmes d'information, notamment par la modification des codes d'identification portés sur les médicaments (le code EAN 128 à longueur variable permet par exemple de compléter l'information article, par de nombreuses informations supplémentaires : date de fabrication, date de péremption, n° de lot...).

4. Standardisation de la communication : développement d'un langage

Afin de garantir une traçabilité sans faille, la collaboration entre les différents partenaires de la chaîne d'approvisionnement est indispensable. Suivre les matières premières et les marchandises à l'intérieur du circuit d'une entreprise ne suffit pas puisque la traçabilité s'étend au-delà d'une entité. Il faut également que les informations s'échangent tout au long du circuit d'approvisionnement et à chaque passage d'une entreprise à l'autre.

La traçabilité ne peut être le résultat que d'une action globale et concertée.

Utilisé par plus de 800 000 entreprises dans le monde, le système EAN-UCC est un standard international pour la codification, l'identification automatique et l'échange de données informatisé.

Ce suivi des flux physiques et des flux d'informations dans toute la chaîne d'approvisionnement fait aujourd'hui du système EAN-UCC un élément majeur et incontournable de la traçabilité.

L'identification et le marquage de tous les produits entrant et sortant, passe par le code EAN-UCC et par un numéro de colis international SSCC [Serial Shipping Container Code].

L'échange d'information peut se faire en utilisant les technologies d'échange électronique EDI [Electronic Data Interchange] ou Web EDI.

a)   EAN 13

Un code unique au plan mondial, le Global Trade Item Number [GTIN] identifie tout produit unitaire dans un conditionnement permettant l'achat par un consommateur final. L'unité consommateur est identifiée par un GTIN à 13 chiffres : le code EAN-13. L'utilisation de ce code dans les messages du commerce électronique, ou sous forme de codes à barres sur l'article lui-même, permet d'établir le rapprochement entre flux de données et flux de marchandises.

Les règles Gencod d'identification des articles s'insèrent dans le cadre des règles définies par l'association EAN international. La structure du code EAN, en France, est la suivante :

3	CNUF	CIP	C
Préfixe propre à la France attribué par EAN	CNUF attribué par GENCOD	CIP attribué par l'entreprise	Clé calculée par l'entreprise

Pour la France, outre la clef, l'identification de l'article comprend:

- le Code National Unifié Fabricant [CNUF] : Ce code est attribué par Gencod - EAN France au moment de l'adhésion. Il commence par un chiffre compris entre 0 et 7. Sa longueur, variable, compte, selon les besoins de codification de l'entreprise, entre 5 et 8 chiffres.

- le Code Interface Produit [CIP] : l'entreprise responsable de la codification attribue un seul et unique CIP à chaque unité-consommateur. Selon la longueur du CNUF qui lui a été attribué, l'entreprise définit des CIP composés de 6, 5, 4 ou 3 chiffres.

3 453120 236458

Le code EAN 13 est donc l'association du code créateur (fabricant ou distributeur), du code du produit et de la clef (dernier chiffre, qui est calculé par un algorithme mettant en œuvre les 12 chiffres précédents et qui garantit la cohérence du code).

Ce code est limité en terme d'informations puisqu'il ne traduit qu'un code article et le créateur de ce dernier.

b)   CODE CIP ou ACL et EAN 13

Le secteur médical français, avant cette normalisation, avait déjà mis en œuvre une codification. EAN a donc mis en place une équivalence entre les codes AMM (spécialités), ACL (dispositifs médicaux) et le code CIP/EAN 13. Ainsi, le code créateur a été remplacé par un code unique donnant des indications sur l'article ainsi codifié.

Il commence par 4 chiffres : 3 400 pour les médicaments et l'homéopathie, 3 401 pour les autres produits de santé (dispositifs médicaux, diététique spécialisée, cosmétiques...).

- Suivi par 1 chiffre qui permet au CIP de distinguer les différentes natures de produits,

- Suivi par les 7 chiffres correspondant au n° d'AMM (ou code ACL pour les dispositifs médicaux),

- Suivi de 1 chiffre pour la clé calculée,

soit 13 chiffres.

c)   EAN 128

Pourquoi 128 ? Car c'est le nombre de caractères utilisables comprenant les chiffres, les lettres et les divers signes que l'on trouve sur un clavier d'ordinateur (. / + * etc.).

Ce code de longueur variable va permettre de compléter l'information article, par de nombreuses informations supplémentaires : date de fabrication, date de péremption, n° de lot, quantité par unité de conditionnement...

Chaque type d'information est codifié par un identifiant (AI) qui, lorsqu'il est lu par le lecteur de codes à barres, indique à quoi se rapporte la chaîne de caractères qui le suit, jusqu'à l'AI suivant ou jusqu'au caractère de fin.

- Exemples d'AI fréquemment utilisés dans le secteur médical :

• (01) indique que les caractères qui suivent correspondent au code article, le nombre de caractères (uniquement numériques) est fixe. Il est composé de 14 chiffres : l'EAN 13 précédé d'un chiffre qui est une variable logistique choisie par le créateur (Palette, carton, sachet, le 0 étant réservé à l'unité),

• (17) indique que les caractères qui suivent correspondent à la date de péremption, le nombre de caractères (uniquement numériques) est fixe. Il est composé de 6 chiffres sous la forme AAMMJJ (pour la fin de mois, JJ est remplacé par 00),

- (10) indique que les caractères qui suivent correspondent au n° de lot, le nombre de caractères est variable et alphanumérique. Il est composé de maximum 20 caractères

Ref : BA01201412   Lot :224630
200290
BOUTON GASTRO. MIC-KEY CH14 STOMIE 1.2CM

(01)30609038006520(17)050701(10)224630

Ainsi, en complément des avantages cités ci-dessus, l'indication du numéro de lot lors de la dispensation d'un médicament, couplé avec l'instauration du DP, permettra à tout patient de savoir s'il est concerné ou non par le lot incriminé en entrant dans n'importe quelle officine avec présentation de sa carte vitale. Ce serait un atout majeur de santé publique. Le CNOP, en mai 2005, a délibéré dans ce sens.

XI. Evolution de l'acte pharmaceutique au sein d'une coordination des soins

En matière de coordination de soins, les réseaux de santé, qui visent à placer le patient au cœur du dispositif, à décloisonner les métiers et qui partent du principe qu'une meilleure coordination des compétences individuelles de chaque intervenant entraîne une efficacité accrue, permettent d'entrevoir tout le bénéfice du DMP, **outil virtuel** de cette coordination.

Pour cette coordination virtuelle entre professionnels de santé, il serait profitable que le patient, pour son bénéfice, autorise le pharmacien d'officine, à extraire de son dossier les données utiles à une bonne dispensation. Sans revenir sur l'utilité évidente de la connaissance des médicaments dispensés, on peut essentiellement ajouter les résultats biologiques.

Ainsi, il semble utile que la profession propose aux patients dans leur DMP un "profil" professionnel identique pour tous les pharmaciens d'officine, permettant les accès visant une meilleure dispensation et un accompagnement dans l'objectif thérapeutique défini par le médecin. Les patients, s'ils le désirent, n'auraient plus qu'à sélectionner de manière globale dans leur DMP le profil préétabli.

1. Suivi des traitements chroniques

Le CNOP a élaboré ces dernières années le concept du Dossier de Suivi Pharmaco-Thérapeutique [DSPT], qui intègre des normes biologiques (glycémie, créatinémie...) dans le dossier de leurs patients.[81]

Les pharmaciens ayant l'habitude de s'appuyer sur leur informatique, un cahier des charges précis a été remis en novembre 2003 à toutes les sociétés informatiques éditrices de logiciels pour les officines. Peu à peu, ces sociétés l'intègrent dans les nouvelles versions de leurs logiciels.

On imagine très facilement le bénéfice de cet apport en matière de **suivi des traitements.** Car au-delà de la lutte contre la iatrogénie, le pharmacien sera certainement de plus en plus impliqué par le suivi des traitements des maladies chroniques. Le National Health System [NHS] met en place[82] cette évolution de l'acte pharmaceutique au Royaume-Uni.

Assurément, le manque de médecins ou plus exactement leur inégale répartition (tant géographique que professionnelle - rapport généralistes/spécialistes), n'adaptant pas toujours l'offre à la demande, laisse à penser que le partage de compétences se fera dans les années à venir. Le rapport Berland[83] évoque ces nécessaires évolutions au vu de la démographie et de la répartition territoriale des différents professionnels de santé.

Le suivi des traitements des pathologies chroniques, nécessitant la connaissance des résultats biologiques, fait partie de ces potentielles compétences partagées. Pourquoi ne pas imaginer, sur demande du médecin et du patient concerné, un suivi et une prescription des renouvellements du traitement, pendant une période maximale déterminée, en fonction de critères d'alertes définis entre le médecin et le pharmacien ?

2.   Maintien à domicile et dispensation dans les EHPA

L'exceptionnel allongement de la vie forcera les pharmaciens à d'autres réflexions sur leur rôle. Quelques exemples de constats :

- L'enquête Handicap Incapacités Dépendances [HID][84] de l'INSEE réalisée entre 1998 et 2001 et basée sur les déclarations des personnes interrogées, a permis d'étudier la perte d'autonomie suite à des problèmes de santé.

- L'étude PAQUID de mars 2004 s'attache quant à elle, à étudier le vieillissement cérébral et fonctionnel après 65 ans. Une action préventive est-elle possible ?

- Les progrès médicaux majeurs (dialyses rénales, greffes, etc.) développent parallèlement le nombre de personnes atteintes de maladie d'Alzheimer : 800 000 en 2004, 165 000 de plus par an.

Le défi à relever pour notre société est donc de reculer l'état de dépendance et l'entrée en institution (671 000 places au 31 décembre 2003 - enquête EHPA de la DREES[85]- qui dépend également de la situation familiale (la part des personnes âgées sans conjoint dans les EHPA est de 90%).

En 2003, après le drame sanitaire de la canicule le plan interministériel vieillissement et solidarités[86] est lancé le 6 novembre. Une politique ambitieuse vis-à-vis des personnes âgées se développe. La loi du 30 juin 2004,[87] relative à la solidarité pour l'autonomie des personnes âgées et des personnes handicapées, suivie par celle du 26 juillet 2005[88] relative au développement des services à la personne et portant diverses mesures en faveur de la cohésion sociale, sont des réponses.

Les pharmaciens auront à participer activement à ces actions :

- services à développer, en ambulatoire pour favoriser le maintien à domicile,

- efficience de la dispensation des médicaments dans les établissements d'accueil pour personnes âgées.

A l'heure actuelle, une grande majorité de maisons de retraites est approvisionnée par les pharmaciens d'officine, du fait de leur proximité. On ne peut que regretter que cet approvisionnement ne s'accompagne pas d'une coordination plus forte avec le médecin coordonnateur prévu par la loi, et dont l'arrêté du 26 avril 1999[89] détermine le contenu du cahier des charges.

La Section A de l'Ordre des Pharmaciens y voit l'occasion de créer un véritable "creuset" de ce que peut apporter une coordination entre professionnels de santé (médecins, dentistes, pharmaciens, infirmières, kinésithérapeutes, personnels aidants), en parallèle de ce que permettent les réseaux de santé, en vue d'une efficience de soins, centrée sur la personne.

Ainsi un projet médical de l'établissement qui porterait sur ce type de coordination de soins, incluant formation et information des professionnels, évaluation des pratiques, permettrait parmi d'autres objectifs, d'améliorer la qualité des soins par un bon usage du médicament : remise en cause régulière des traitements pris au long cours (dé-prescription, adaptation des posologies, choix de la thérapeutique adaptée et/ou la galénique la plus appropriée).

Le rôle ainsi reconnu de la dispensation par un pharmacien d'officine au sein de ces établissements ne serait plus limité à un approvisionnement après contrôle des ordonnances.

XII. <u>Conclusion</u>

L'idée de construire un historique des prescriptions et traitements pour faciliter la prise en charge et le suivi des patients par les professionnels est une idée ancienne – qui n'a pu jusqu'aux années récentes être mise en œuvre avec efficacité.

La création du DMP informatisé a l'ambition de concrétiser ce projet, à l'heure où la modernisation de notre système de santé ne peut plus attendre.

L'égale accessibilité aux soins est un principe fondamental de notre société. Celle-ci est notre fierté et tous les acteurs doivent agir pour sauvegarder les principes d'efficacité et d'équité de notre système d'assurance maladie.

Parmi ces acteurs, les professionnels de santé ont le devoir d'engager leur responsabilité et d'offrir des soins efficients au bénéfice de tous. La coordination des compétences fait partie de l'optimisation recherchée. Pour ce, le DMP est un outil virtuel de coordination essentiel, même si sa mise en œuvre représente un véritable défi à relever, sachant que les délais impartis par la loi sont restreints.

Dans cette perspective, les pharmaciens d'officine, professionnels de santé à part entière, proposent de construire un dossier pharmaceutique, véritable volet "médicament" de ville du dossier médical. Dans ce cadre de coordination des soins, le dossier pharmaceutique assurera notamment aux médecins, la connaissance globale des traitements en cours, leur permettant ainsi de faire leurs choix thérapeutiques en connaissance de cause.

Par ailleurs, devant l'exceptionnel accroissement de la longévité et ses conséquences, apparition et développement de nombreuses pathologies, les obligations des pharmaciens apparaissent de plus en plus fortes. Il est donc plus que jamais nécessaire de renforcer leurs moyens dans le bon usage du médicament, qui est un bien de santé et non un bien de consommation banale. Le dossier pharmaceutique permettra le développement de la lutte contre la iatrogénie et la redondance des soins, facilitera la traçabilité des médicaments et la gestion des alertes de retraits.

Grâce à cet outil, les pharmaciens d'officine pourront ainsi améliorer et sécuriser l'acte de dispensation en l'adaptant à chaque patient. Si depuis Hippocrate, la médecine répondait du devoir de soins, sa puissance fait que la société attend d'elle, de plus en plus, un devoir de guérison, c'est-à-dire une obligation de résultats, accompagnée en matière de médicaments d'une obligation de "sécurité de résultat". La notion de responsabilité professionnelle s'en trouve affectée. Il s'agit de multiplier les précautions et de ne laisser aucune prise aux critiques.

Néanmoins, ce dossier doit rester d'une grande facilité d'utilisation, à défaut de quoi pourrait s'instaurer un déficit relationnel avec les patients. Or, au quotidien, les pharmaciens d'officine vivent et exercent au contact de l'humain. Ce qui demande du temps et de la disponibilité pour parler *avec* le malade et non seulement *au* malade.

L'ambition la plus noble de l'exercice officinal est de centrer toute l'attention sur la personne et de prodiguer de véritables "soins pharmaceutiques". Au cœur des quartiers et des bourgs, les pharmaciens souhaitent développer des services de proximité, qui pour autant devront être reconnus, notamment dans l'éducation à la santé et la prévention, le suivi des pathologies chroniques, le rapprochement ville hôpital et le maintien à domicile. Ils mettront ainsi en exergue toute l'efficience de leur harmonieuse répartition territoriale.

Les jeunes confrères sauront relever ces défis majeurs qui les attendent et ainsi conserver la confiance acquise des patients. Professionnels de santé, acteurs de santé et de cohésion sociale ils pérenniseront assurément, de manière active et innovante, avec éthique et déontologie, la mission de santé publique qui est dévolue au pharmacien.

Le dossier pharmaceutique représentera l'outil de sécurisation et de reconnaissance de l'acte pharmaceutique, cette révolution devant s'accompagner d'une exigence toujours plus forte dans le désir d'agir pour autrui avec complicité et confiance, l'écoute de "l'autre" ayant valeur thérapeutique.

***

BIBLIOGRAPHIE

[1] Réponse de Xavier Bertrand, Secrétaire d'Etat à l'assurance maladie, à « Jeff », Forum de discussions du site du Premier ministre, le 8 décembre 2004 de 18h à 19h, http://www.premier-ministre.gouv.fr

[2] Réponse de Xavier Bertrand, Secrétaire d'Etat à l'assurance maladie, à « 140 » Forum de discussions du site du Premier ministre, le 8 décembre 2004 de 18h à 19h, http://www.premier-ministre.gouv.fr

[3] ROLLET, Catherine. Pierre BUDIN, l'obstétricien pédiatre, ou le début de la médecine périnatale. *DEVENIR*, 1996, vol. 8, n° 3, p. 61.

[4] Décret du 30 octobre 1935, modifiant la loi du 25 décembre 1874, sur la protection des enfants du premier âge, *Journal officiel*, 31 octobre 1935, p. 11630

[5] Ordonnance n° 45-2658 du 2 novembre 1945, entrée en vigueur le 1er octobre 1945

[6] Décret n° 62-840 du 19 juillet 1962, relatif à la protection maternelle et infantile, *Journal officiel*, 24 juillet 1962, p. 7310

[7] Loi n° 2002-303 du 4 mars 2002 relative aux droits des malades et à la qualité du système de santé, *Journal officiel*, 5 mars 2002, p. 4118

[8] « Questions d'économie de la santé » *Bulletin d'information en économie de la santé du CREDES* n° 18, mars 1999

[9] « Social : sur 183.5 milliards d'euros au total, la consommation de soins a représenté 144,8 milliards », *Le Figaro Economie*, 19 juillet 2005, p. 1

[10] Loi n° 91-748 du 31 juillet 1991 portant réforme hospitalière, *Journal officiel*, 2 août 1991, p. 10255

[11] Loi n° 94-43 du 18 janvier 1994 relative à la santé publique et à la protection sociale, *Journal officiel*, 19 janvier 1994, p. 960

[12] Ordonnance n° 96-346 du 24 avril 1996 portant réforme de l'hospitalisation publique et privée, *Journal officiel*, 25 avril 1996, p. 6324

[13] http://www.pratique.fr/sante/

[14] http://www.senat.fr/seances

[15] Code de déontologie des médecins, titre II, article 35

[16] Arrêt de Conseil d'Etat, n° 184546 Requête de l'Union des professions de santé libérales SOS action santé et le syndicat des médecins Aix et région, lu du 1er décembre 1997

[17] http://www.droitmedical.org

[18] http://www.sante.gouv.fr

[19] http://www.federationsantetravail.org

[20] Arrêt de Conseil d'Etat, n° 185361
Requête du Syndicat général des médecins du travail, lu le 1er décembre 1997

[21] Arrêté du 17 octobre 1997 portant approbation de l'avenant n° 1 à la Convention nationale des médecins généralistes,
Journal officiel, 18 octobre 1997, p. 15152

[22] Décret n° 96-925 du 18 octobre 1996 relatif au carnet de santé institué par l'article L. 162-1-1 du code de la sécurité sociale et modifiant ce code,
Journal officiel, 20 octobre 1996, p. 15429

[23] Enquête sur l'utilisation du carnet de santé,
Echelon national du service médical CNAMTS, juillet 1997

[24] http://www.recensement.insee.fr

[25] « Bien vieillir », programme national pluri annuel 2003-2005,
lancement par le 1er ministre le 12 mars 2003
http://www.sante.gouv.fr

[26] AUVRAY L., SERMET C.,
« Consommation et prescriptions pharmaceutiques chez les personnes âgées : un état des lieux »
Gérontologie et Société, 2002/12, n° 103
http://www.irdes.fr

[27] Etude PAQUID (Personnes Agées QUID), Santé publique et grand âge Paquid étude de la perte d'autonomie fonctionnelle
http://www.isped.u-bordeaux

[28] Prévention des chutes chez les personnes âgées : des conseils pour préserver l'autonomie et le bien être de nos aînés,
Dossier de presse CNAMTS/CFES, novembre 2000

[29] La documentation française : rapport de mission sur la iatrogénie médicamenteuse et sa prévention. P. QUENEAU, remis à M. KOUCHNER le 20 mars 1998

[30] Dictionnaire de la langue française
1988, tome 5, p. 322

[31] Rapport Queneau, II données épidémiologiques,
Etude APNET (Association Pédagogique Nationale pour l'Enseignement de la Thérapeutique)

[32] Rapport Queneau, II données épidémiologiques – 1 Iatrogénie consécutive à une prescription médicale, avec ou sans caractère évitable, étude PHARE

[33] « L'acte pharmaceutique révélé »,
Les Nouvelles Pharmaceutiques n° 185, bimensuel, 9 décembre 1999, p. 3

[34] Rapport FIESCHI, « Les données du patient partagées : la culture du partage et de la qualité des informations pour améliorer la qualité des soins », 24 juin 2003
http://www.sante.gouv.fr

[35] Loi n° 2002-303 du 4 mars 2002, relative aux droits des malades et à la qualité du système de santé,
Journal officiel, 5 mars 2002, p. 4118

[36] Rapport du Haut Conseil pour l'Avenir de l'Assurance Maladie : 23 janvier 2004, par Bertrand FRAGONARD,
La documentation française,
http://ladocumentationfrancaise.fr/rapports-publiqs

[37] Ordonnance du 4 octobre 1945,
http://securite-sociale.fr

[38] Loi n° 75-535 du 30 juin 1975, relative aux institutions sociales et médico-sociales
Journal officiel, 1er juillet 1975, p. 6604

[39] Projet de loi relatif à l'assurance maladie n° 1675,
enregistré à la Présidence de l'Assemblée Nationale et mis en distribution le 16 juin 2004

[40] Rendu n° 6 – application de l'article 46 du règlement,
Commission spéciale chargée d'examiner le projet de loi relatif à l'assurance maladie, 23 juin 2004

[41] Dossier de presse : projet de loi de la réforme de l'assurance maladie,
communication en conseil des ministres, le 16 juin 2004

[42] Document d'information à l'usage des pharmaciens
« Réforme pour l'assurance maladie, c'est en changeant tous un peu qu'on peut tout changer   Vos questions sur le projet de réforme, nos premières réponses »
http://www.sante.gouv.fr/assurance_maladie
(N° indigo 0 825 396 396)

[43] Loi n° 2004-810 du 13 août 2004, relative à l'assurance maladie - titre 1er
Journal officiel, 17 août 2004, p. 14598

[44] Loi n° 2002-303 du 4 mars 2002, relative aux droits des malades et à la qualité du système de santé,
Journal officiel, 5 mars 2002, p. 4118

[45] http://www.coe.int/T/F/Affaires_juridiques

[46] http://www.assemblee-nationale.fr/europe/themes

[47] http://www.conventions.coe.int/Treaty/FR

[48] http://www.foruminternet.org/documents/textes_europeens

[49] Loi n° 78-17 du 6 janvier 1978
Journal officiel, 7 janvier 1978, p. 227

50 Elaboration d'un document écrit d'information à l'intention des patients et des usagers du système de santé,
ANAES, mars 2005
http://www.anaes.fr

51 Délibération n° 04-54, 10 juin 2004
http://www.cnil.fr

52 Décision n° 2004-504 DC du 12 août 2004, Loi relative à l'assurance maladie,
Journal officiel, 17 août 2004 - Recueil, p. 153
http://www.conseil-constitutionnel.fr

53 http://www.gie-sml.fr

54 « Xavier Bertrand à l'épreuve du service après vote », Vincent GRANIER, envoyé spécial à NICE,
Dépêche APM, 28 septembre 2004

55 *Le Quotidien du Médecin*, 15 octobre 2004, p. 3-4

56 « Assurance-maladie : 50% des généralistes approuvent la réforme »
Le Figaro Economie n° 18721, 14 octobre 2004, p. 4

57 http://www.essec-sante.com

58 « Les pharmaciens sont prêts à alimenter le DMP et souhaitent y avoir accès, montre une étude »
Dépêche APM, 22 octobre 2004

59 « Le dispositif de mise en œuvre de la réforme », document d'information à destination des professionnels de santé – p. 7

60 Arrêté du 11 avril 2005, portant approbation de la convention constitutive d'un groupement d'intérêt public
Journal officiel, 12 avril 2005, p. 6547

61 Arrêté du 15 avril 2005, portant composition du conseil d'administration du groupement d'intérêt public dénommé « groupement de préfiguration du dossier médical personnel »
Journal officiel, 14 avril 2005, p. 6694

62 http://www.sante.gouv.fr

63 « Dossier Médical Personnel : un escalier à gravir marche par marche »
Le Pharmacien de France, n° 4, 2005, p. 21

64 « Dossier médical personnel : du projet à la réalité »
Bulletin de l'Ordre des Médecins, numéro spécial n° 3, mars 2005

65 « Le dossier médical personne va passer à la vitesse supérieure affirme Xavier Bertrand »
Dépêche APM, 16 juin 2005

66 http://www.leciss.org

67 *Dépêche APM*, 26 juin 2005

[68] « Formation des médecins : Laurent DEGOS ne veut pas de lien direct entre HAS et industriels »
Dépêche APM, 29 juin 2005

[69] Rapport 2005 du Haut Conseil pour l'Avenir de l'Assurance Maladie,
adopté le 8 juillet 2005

[70] « Le principal architecte du dossier médical personnel a été démis de ses fonctions par le ministre de la santé », Rémi BARROUX
Le Monde, 25 juillet 2005

[71] « Autour des coût de la qualité : un outil opérationnel à l'intention des établissements de santé »
http://www.anaes.fr

[72] « Mise au point : Prévenir la iatrogénèse médicamenteuse chez le sujet âgé »,
AFSSAPS, juin 2005

[73] http://www.d-m-p.org

[74] http://europa.eu.int/information_society

[75] Communication de la Commission européenne relative à la santé en ligne
COM/2004/356

[76] Document I. BARON ???

[77] « The Danish eHealth experience » - données statistiques

[78] « En Andalousie, le DMP n'est plus de la science fiction »,
Le Quotidien du Médecin, 1er juin 2005

[79] http://www.nhsdirect.nhs.uk

[80] http://www.health.fgov.be

[81] http://www.opinion-pharmaceutique.fr

[82] Framework for a new community pharmacy contract,
http://www.dh.gov.uk

[83] Rapport de la commission « Démographie médicale » du Pr Yvon BERLAND,
http://www.sante.gouv.fr/htm/actu/berland_demomed

[84] http://rfr-handicap.inserm.fr

[85] http://www.sante.gouv.fr/drees

[86] http://www.senat.fr

[87] Loi n° 2004-626 du 30 juin 2005, relative à la solidarité pour l'autonomie des personnes âgées et des personnes handicapées
Journal officiel, 1er juillet 2004, p. 11944

[88] Loi n° 2005-841 du 26 juillet 2005, relative au développement des services à la personne et portant diverses mesures en faveur de la cohésion sociale

Journal officiel, 27 juillet 2005, p. 12152

[89] Arrêté du 26 avril 1999, fixant le contenu du cahier des charges de la convention pluriannuelle prévue à l'article 5-1 de la loi n° 75-535 du 30 juin 1975 relative aux institutions sociales et médico-sociales
Journal officiel, 27 avril 1999, p. 6256

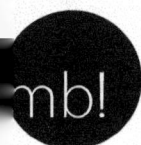

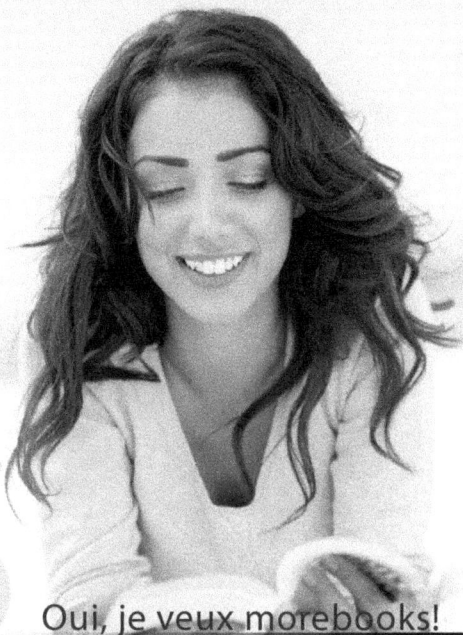